Dr Sarah Kdouh

Obésité, des solutions existent !

LAROUSSE

PRÉFACE

L'obésité est une maladie de société à plus d'un titre : l'évolution et la modernisation de nos modes de vie sont responsables de nombreuses modifications environnementales, qui ont un impact sur l'expression de nos gènes.

Nous héritons de nos parents proches et lointains la programmation de notre corpulence, sa régulation autonome, physiologique, et le stockage de l'énergie nécessaire à notre survie, sous forme de masse grasse. Les trajectoires de vie, le stress, l'insatisfaction engendrée par l'émergence de nouveaux besoins – issus de la société de consommation –, l'injonction à la réussite et au bonheur ajoutent une forme de pression psychique. Celle-ci participe, en tant que déclencheur ou phénomène aggravant, à l'emballement de ces mécanismes d'épargne énergétique se résumant visuellement à une prise de poids. Aussi le contrôle de notre poids ne nous appartient-il pas.

Néanmoins, l'individu est encore souvent tenu pour responsable de sa différence, et la corpulence, petite ou grande, devient un critère de distinction, de discrimination, et mène à de la stigmatisation.

La société induit l'obésité, en même temps qu'elle la rejette.

On peut être malade de l'obésité et, que l'on soit en surpoids ou non, de la stigmatisation.

Pour capital qu'il soit de décentrer notre regard de cette responsabilisation de l'individu, il est peu d'ouvrages accessibles qui en intègrent complètement la nécessité.

Le Dr Sarah Kdouh aborde l'obésité en faisant le « pas de côté » fondamental dans chacun des thèmes abordés. Le sujet est traité avec la neutralité et l'objectivité scientifiques indispensables à la bonne compréhension et à une vision adaptée de ce qu'est la réalité scientifique de l'obésité, de ces causes.

C'est dans cet effort et cette recherche de vérité que nous trouverons les moyens de sortir de cette forme d'agression, d'envisager une meilleure prise en charge et d'améliorer la prévention.

Il deviendrait alors possible d'envisager l'alimentation sans culpabilité, d'éprouver de la satisfaction et du plaisir à manger, tant parce que cette action nous apporte énergie et nutriments vitaux que parce qu'elle comble nos besoins émotionnels et de partage, de société.

Merci Sarah pour ce travail.

Dr Rudy Caillet, médecin nutritionniste, président du Comité de liaison en alimentation et nutrition, coordonnateur parcours ETP Obésité

SOMMAIRE

INTRODUCTION

Parler de l'obésité aujourd'hui, c'est parler d'une maladie qui touche désormais 18 % des Français. Une maladie chronique et stigmatisante. Une maladie pour laquelle la recherche scientifique ne cesse de progresser et qui commence à bénéficier de traitements spécifiques.

Dans mon exercice de la médecine, l'obésité m'est apparue comme l'une des maladies les plus complexes à comprendre et à prendre en charge. Au cours des huit dernières années, je me suis spécialisée en nutrition et j'accompagne des patients aux profils variés dans mon cabinet et en centre de l'obésité.

J'ai d'abord travaillé à La Réunion, où la culture et l'environnement façonnent des habitudes alimentaires et des contextes de vie spécifiques. Aujourd'hui, à Marseille, je fais face à la même urgence de santé, influencée par le mode de vie propre aux grandes villes et par les défis socio-économiques que rencontrent mes patients.

Cet ouvrage est né de cette expérience de terrain et de ma conviction que nous devons repenser notre approche de l'obésité. Pour traiter la question dans sa globalité, j'ai structuré son contenu en plusieurs parties.

Je souhaitais tout d'abord écrire une partie pédagogique afin de déconstruire les idées préconçues autour de l'obésité. L'objectif est non seulement d'éclairer notre connaissance de la maladie, mais aussi de permettre aux personnes en situation d'obésité de s'y reconnaître.

Dans notre société où les normes socioculturelles exercent une influence sur la représentation du corps et poussent à la discrimination de ceux qui ne rentrent pas dans les « standards », les personnes perçues comme obèses sont jugées négativement. Pourtant, cette même société contribue largement à créer les conditions favorables à une prise de poids excessive (alimentation industrielle hypercalorique, environnement polluant, perturbateurs endocriniens, surconsommation, repas rapides, sédentarité, télétravail, réseaux sociaux...).

Il me paraît essentiel de faire passer le message que l'obésité n'est pas qu'une affaire de poids et qu'elle ne se résume pas non plus à une balance énergétique positive (plus d'apports que de dépenses caloriques). Réduite si souvent à la responsabilité individuelle ou à certains choix de mode de vie, l'obésité est au contraire une maladie aux multiples facteurs (génétiques, métaboliques, économiques, psychologiques, environnementaux...), sur lesquels les personnes ont peu de contrôle.

Au-delà des causes et des conséquences de la maladie, j'ai voulu que cet ouvrage puisse offrir un panel de solutions concrètes pour que chacun puisse y trouver un soutien personnalisé.

La prise en charge de l'obésité consiste avant tout à accompagner des personnes pour améliorer leur quotidien. Tous les individus en surcharge pondérale ne sont pas malades, et cet accompagnement n'a pas vocation à vouloir leur faire perdre des kilos à tout prix. J'exposerai par ailleurs le concept d'« obésité saine », car la santé n'est pas (seulement) une question de poids. Il est bien prouvé qu'adopter un mode de vie sain, sans nécessairement induire un amaigrissement, contribue à diminuer le risque d'apparition de maladies chroniques.

Dans la dernière partie de ce livre, vous trouverez un carnet de recettes conçu comme une aide au « bien manger » : des recettes saines et rassasiantes pour tout le monde. Car bien manger, ce n'est pas recourir à des régimes restrictifs ni s'affamer, c'est manger pour se nourrir en se faisant plaisir !

Enfin, comme la maladie ne définit pas un individu, j'ai pris le parti d'utiliser un vocabulaire qui reflète cette réalité. Je parle de « personnes en situation d'obésité » (comme énoncé dans le « Guide du parcours de soins : surpoids et obésité de l'adulte », Haute Autorité de santé, 2024), « vivant avec une obésité » ou « souffrant d'obésité ».

J'espère que cet ouvrage contribuera à changer les regards et à briser les préjugés qui entourent l'obésité. Il a été pensé pour aider à mieux comprendre cette maladie, à mieux la prévenir et à mieux la soigner, loin de toute stigmatisation.

Dr Sarah Kdouh

PARTIE 1

UNE MALADIE COMPLEXE

—

L'obésité est une maladie complexe qui ne se réduit pas à une simple question de poids. Il est important d'expliquer ce qu'elle est réellement, afin de combattre les préjugés et les idées reçues. Comprendre la maladie est un premier pas pour éviter la stigmatisation et la discrimination dont sont victimes certaines personnes.

Aujourd'hui, une réelle stratégie de soins est en train de se dessiner pour les personnes vivant avec une obésité, en fonction du retentissement de leur surcharge pondérale sur leur santé et sur leur quotidien.

UNE ÉPIDÉMIE MONDIALE

Vous l'aurez peut-être constaté, l'obésité est de plus en plus présente dans nos sociétés modernes. Entre 1990 et 2022, le nombre d'adultes vivant avec une obésité a plus que doublé à l'échelle mondiale. En 2022, on estimait que 1 personne sur 8 sur la planète était en obésité. Ces chiffres sont en progression croissante, au point qu'on parle aujourd'hui d'« épidémie ». Cette maladie constitue désormais un enjeu de santé publique.

La France tout aussi concernée

La France n'est pas épargnée par ce phénomène : les chiffres montrent une croissance du nombre de personnes atteintes d'obésité.

Les enfants sont également concernés par cette pathologie : 18 % des enfants de 2 à 7 ans et 6 % des enfants de 8 à 17 ans sont considérés comme obèses[1].*

LES CHIFFRES EN FRANCE

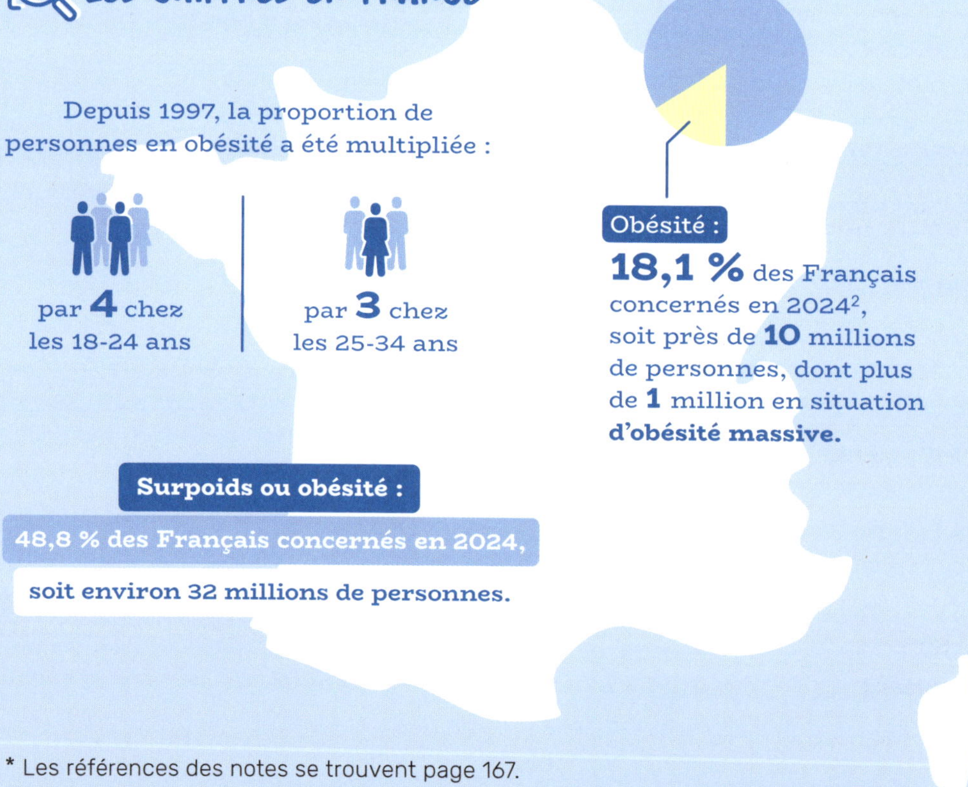

* Les références des notes se trouvent page 167.

DIFFÉRENCIER LE SURPOIDS ET L'OBÉSITÉ

Le poids d'une personne est bien plus qu'un simple chiffre sur une balance. Scientifiquement, il s'agit de la force exercée par la gravité sur la masse corporelle, englobant les os, l'eau des tissus, les muscles, les organes et les graisses.

Les définitions

Commençons par la base, qui est de faire la distinction entre surpoids et obésité, et de définir cette dernière pathologie avec des données mesurables.

Le **surpoids** est, selon *Le Larousse médical*, « un poids, relativement élevé, d'une personne dont l'indice de masse corporelle (IMC, voir ci-dessous) se situe entre 25 et 30 kg par mètre carré ». D'après l'OMS (Organisation mondiale de la santé), « le surpoids est un état caractérisé par une accumulation excessive de tissu graisseux ».

L'**obésité**, quant à elle, est une « maladie chronique complexe qui se définit par un dépôt excessif de tissu adipeux pouvant nuire à la santé » (OMS). L'IMC est alors égal ou supérieur à 30.

Les outils de mesure

Le diagnostic de l'obésité s'appuie sur plusieurs outils complémentaires qui permettent d'évaluer l'excès de graisse corporelle et ses impacts sur la santé.

L'INDICE DE MASSE CORPORELLE, OU IMC

C'est l'une des méthodes les plus couramment utilisées pour mesurer le surpoids et l'obésité. L'IMC se calcule en divisant le poids en kilos par la taille au mètre carré :

IMC = poids (kg)/taille^2 (m^2)

Ce calcul s'applique aux femmes et aux hommes à l'âge adulte. Le résultat repose sur les seuils suivants :

- **Surpoids :** IMC égal ou supérieur à 25 ;
- **Obésité :** IMC égal ou supérieur à 30.

EXEMPLE

Pour une personne pesant 85 kg et mesurant 1,75 m :

IMC = 85 / $(1,75)^2$ = 75 / 3,0625 = 27,75 (surpoids)

Selon l'IMC, on peut graduer le niveau de sévérité de l'obésité, de modérée à massive.

Classification de corpulence d'après l'IMC

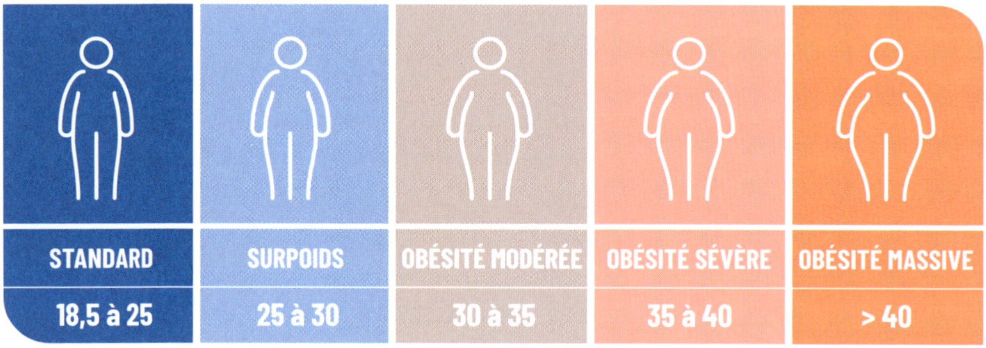

Chez le nourrisson, l'enfant et l'adolescent jusqu'à 18 ans, les catégories de l'IMC définissant l'obésité varient selon l'âge et le sexe (elles sont représentées par les courbes de corpulence dans les carnets de santé).

L'IMC est une **mesure de la corpulence globale** d'un individu, mais ce n'est pas la seule méthode de diagnostic de l'obésité. D'autres outils, tels que le **tour de taille** (voir ci-dessous), la **composition corporelle** (voir page 13) et l'étude des conséquences médicales (voir page 44) sont nécessaires pour établir un diagnostic personnalisé de la maladie.

LE TOUR DE TAILLE

C'est un indice simple qui permet d'évaluer l'obésité de l'abdomen. Une obésité abdominale est diagnostiquée quand le tour de taille mesure plus de 80 cm chez la femme et 94 cm chez l'homme (Santé publique France).

COMMENT MESURER SON TOUR DE TAILLE ?

La mesure se fait entre la dernière côte basse et la partie haute de l'os de la hanche *(Aviitam).*

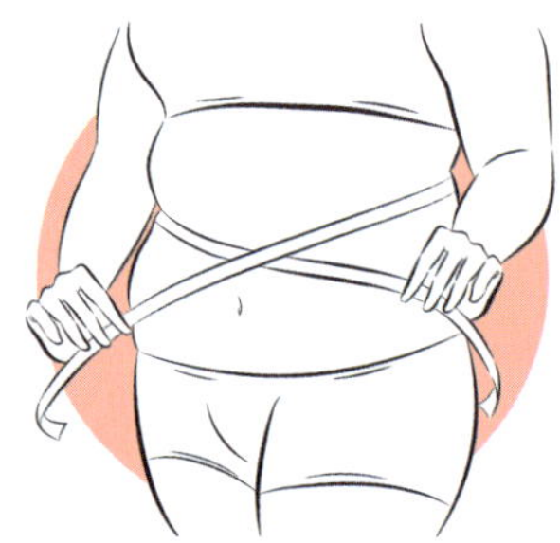

L'excès de masse grasse dans la région abdominale est souvent associé à d'autres pathologies qui affectent le corps : une augmentation du cholestérol dans le sang, une résistance à l'insuline avec un taux de glucose sanguin élevé, de la graisse autour de certains organes comme le foie, une hypertension artérielle, une perturbation des cycles menstruels, etc.

Sa présence peut entraîner des conséquences médicales, comme une augmentation des événements cardio-vasculaires (infarctus du myocarde, accident vasculaire cérébral), le diabète sucré, le syndrome des ovaires polykystiques (le SOPK, un déséquilibre hormonal féminin), la stéatose hépatique (la maladie du « foie gras »), etc.

LA COMPOSITION CORPORELLE

Cet outil prend en compte trois compartiments corporels : la **masse osseuse** (MO), la **masse maigre** (MM) et la **masse grasse** (MG).

Que représentent ces compartiments ?

- La masse osseuse : il s'agit de la masse de notre squelette.
- La masse maigre : elle regroupe les muscles, l'eau des tissus et les organes (cœur, poumon, rein, foie, etc.).
- La masse grasse : elle comprend le tissu adipeux global, c'est-à-dire la graisse sous la peau et celle autour des organes.

Cette composition peut être mesurée par un professionnel de santé soit à l'aide d'une balance à impédancemètre, soit en utilisant une machine à rayons X (l'analyse DEXA).

Une **balance à impédancemètre** mesure la proportion des trois compartiments en envoyant un faible courant électrique dans le corps. Les différents tissus offrant une résistance variable au courant, l'appareil va pouvoir estimer la composition du corps.

La **DEXA** (Dual-Energy X-Ray Absorptiometry) est un examen d'imagerie médicale qui permet de mesurer avec précision la répartition de la graisse, des muscles et des os. Cette imagerie identifie exactement où se situe la graisse, ce qui aide à mieux évaluer les risques pour la santé liés à l'obésité.

Lorsque l'on prend du poids, environ 75 % du gain correspond à la masse grasse, tandis que les 25 % restants sont généralement constitués de masse maigre. Ce rapport varie selon les sujets ; néanmoins, cela illustre le ratio disproportionné de la prise de « gras » quand les kilos s'accumulent.

L'analyse de la composition corporelle permet ainsi de distinguer plusieurs types de personnes ayant un IMC élevé :

- Celles qui présentent un excès de masse grasse.
- Celles ayant une répartition adéquate de masse grasse et de masse maigre.
- Celles dont la composition de masse maigre est importante.

Pourcentage de masse grasse chez l'adulte

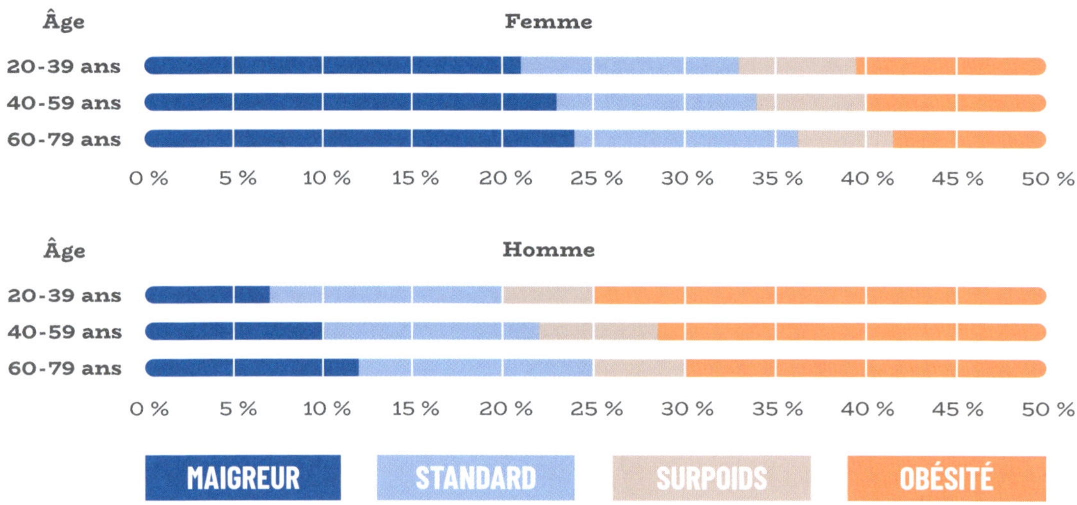

Pourcentages de masse grasse déterminant les quatre catégories – déficit de masse grasse (ou maigreur), standard, surcharge de tissus adipeux (ou surpoids) et obésité – en fonction de l'âge et du sexe[3]. Les femmes et les hommes n'ont naturellement pas les mêmes taux (en raison des œstrogènes pour les premières et de la testostérone pour les seconds).

Plutôt que parler de poids idéal ou de poids normal, il est intéressant d'introduire la notion de **« poids santé »**. Celui-ci correspond à une fourchette de poids considérée comme optimale pour la santé, dans laquelle le corps fonctionne efficacement et où les risques liés au surpoids ou à l'insuffisance pondérale sont minimisés. Il s'agit d'une manière plus personnalisée d'aborder la question du poids, en tenant compte de la composition corporelle, du bien-être et des variations physiologiques des kilos (excès d'eau, cycles hormonaux, activités sportives, alimentation salée…).

Seules les personnes avec un excès de masse grasse seront à prendre en charge sur le plan médical. En effet, certaines personnes peuvent avoir un IMC supérieur à 30 sans avoir de problématique de santé. C'est le cas de nombreux sportifs – des rugbymans ou des judokas par exemple (voir aussi page 29).

Les différentes mesures évoquées permettent ainsi de personnaliser le diagnostic de la maladie obésité. **Ce diagnostic ne peut pas être établi d'après une simple mesure du poids ou de l'IMC.**

Trois catégories pour un suivi adapté

Pour coordonner le parcours de soins des personnes en prenant en compte les maladies associées, le retentissement sur le quotidien ainsi que le bien-être physique et psychologique, les recommandations scientifiques classent le surpoids et l'obésité en trois situations[4] :

- **Personne vivant avec un surpoids ou une obésité non complexes.**
- **Patient vivant avec une obésité complexe.**
- **Patient vivant avec une obésité très complexe.**

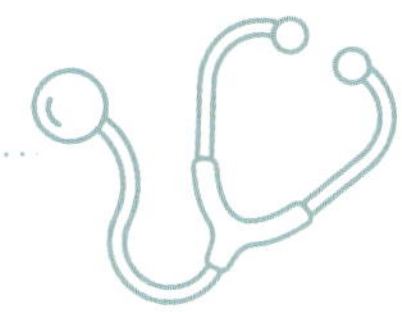

POURQUOI L'OBÉSITÉ EST-ELLE UNE MALADIE CHRONIQUE ?

On distingue deux étapes dans l'apparition de la maladie obésité. L'étape constitutive de l'obésité a peu de conséquences sur la santé : le corps tente de s'adapter à une agression métabolique. La seconde étape, celle de « l'obésité maladie » s'accompagne de complications multiples lorsque certaines fonctions ont atteint leur limite d'adaptabilité.

Le mécanisme de la prise de poids initiale

Lorsqu'on mange, notre corps reçoit des calories provenant des glucides (sucre, fruits, féculents...), des protéines (viande, œufs, poisson, légumineuses...) et des graisses (beurre, avocat, huile...). Si l'apport calorique quotidien dépasse les besoins énergétiques, l'excès est transformé en graisses, principalement sous forme de triglycérides.

Ces graisses sont stockées sous forme de réserves énergétiques (de la graisse) dans des cellules spécialisées : les adipocytes. Elles se trouvent principalement dans le tissu dit « graisseux » ou « adipeux », soit sous la peau (tissu adipeux sous-cutané), soit autour des viscères (tissu adipeux viscéral).

Les cellules adipocytaires augmentent de volume et se multiplient au fur et à mesure qu'elles accumulent des graisses alimentaires. L'emmagasinage prend de la place, ce qui entraîne **une prise de poids excessive**. Cette expansion est possible, car les adipocytes ont une capacité d'élasticité qui leur permet de se distendre pour contenir plus de graisse. C'est un **mécanisme naturel de survie en cas de famine et d'adaptation à notre alimentation actuelle**. L'excès de graisse et la capacité excessive de stockage de ce tissu adipeux sont **les principales caractéristiques de l'obésité**.

Calorie = énergie

Lorsqu'on consomme des aliments, on ingère des calories. La calorie est l'unité de mesure de la valeur énergétique des aliments.
Ce sont elles qui donnent au corps l'énergie pour fonctionner (il en a besoin pour respirer, bouger, réfléchir, digérer, cicatriser…). Les besoins énergétiques quotidiens varient selon l'âge, le sexe, le niveau d'activité physique et la composition corporelle.

Parmi les différents macronutriments, les lipides (les graisses) ont une valeur énergétique plus élevée :

- 1 g de lipides = **9 kcal**
- 1 g de protéines ou de glucides = **4 kcal**

L'apparition de la maladie chronique

Ces adipocytes qui ont augmenté de volume sont pourvoyeurs d'**inflammation** pouvant entraîner une **fibrose des tissus** (cicatrisation excessive accompagnée de perte d'élasticité). En effet, ces cellules endommagées produisent des molécules (cytokines) qui envoient un signal d'alerte à l'organisme. Pour combattre ce danger, le corps réagit alors en créant de l'inflammation.

Le processus inflammatoire engendre l'apparition de diverses maladies, comme le diabète de type 2, des maladies cardio-vasculaires (dues à la rigidité des artères), des maladies du foie (fibrose hépatique), certains cancers, des maladies auto-immunes, des atteintes respiratoires (asthme, apnée du sommeil), ou encore des maladies dermatologiques (psoriasis) et ostéo-articulaires (arthrose).

Lorsque ce stockage de masse grasse arrive à un certain niveau et que les organes sont atteints par l'inflammation, **la maladie devient complexe et ne sera que partiellement réversible malgré une perte de poids** (*Diabetologia,* 2006).

Un mécanisme de résistance

Une fois que la maladie obésité s'est installée, on observe une **résistance du corps aux méthodes usuelles** visant à la perte de poids. Autrement dit, manger plus équilibré et lutter contre la sédentarité seront insuffisants pour induire un amaigrissement. Pourquoi ? Parce que le corps a plus de difficultés à dépenser de l'énergie, et que différents tissus et cellules vont voir leur rôle altéré. C'est le cas des cellules adipocytaires, qui peuvent devenir moins sensibles à l'insuline (hormone régulant le glucose dans le sang), entraînant ce que l'on appelle de **« l'insulinorésistance »**, c'est-à-dire une résistance à l'insuline. Ce phénomène peut à son tour provoquer l'apparition de différentes maladies métaboliques, comme le diabète, et une **résistance à la perte de poids** (voir pages 17-18).

Focus sur l'insuline et l'insulinorésistance dans l'obésité

Après avoir mangé, le pancréas sécrète une hormone, l'insuline, pour signaler au corps qu'il faut réguler le taux de sucre dans le sang (glycémie), soit en le captant dans les muscles et le tissu adipeux, soit en favorisant son stockage dans le foie.

L'insuline joue un rôle majeur dans l'emmagasinage de glucides (sucre) et de lipides (gras) à différents endroits du corps humain : dans le **foie**, dans le **muscle** et dans le **tissu adipeux**. Voyons ses fonctions.

Au niveau du foie :

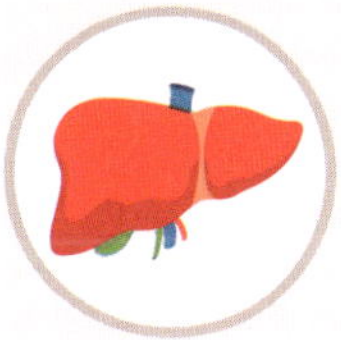

- Stocker le glucose, converti en glycogène, qui constitue notre réserve de sucre dans le corps (voir aussi l'encadré page 57).
- Empêcher le foie de produire du glucose à partir d'autres nutriments.
- Transformer le glucose en gras (sous forme de triglycérides). Cela se produit lorsque les réserves de glycogène sont déjà pleines et que le surplus de glucose doit être stocké sous une autre forme.

Au niveau du muscle :

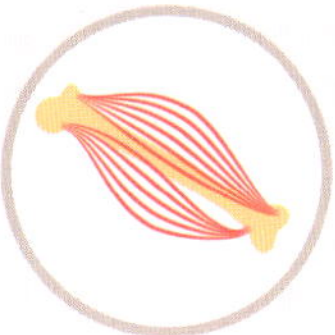

- Faire rentrer dans les cellules musculaires le glucose présent dans le sang. Cela permet de réguler la glycémie et de fournir de l'énergie immédiate aux muscles.
- Stocker le glucose sous forme de glycogène, pour fournir de l'énergie (celle qui servira notamment pour les sports de force et d'endurance).
- Construire et réparer les fibres musculaires en stimulant l'absorption des acides aminés au niveau du muscle. Ces acides aminés, telles des pièces de puzzle, vont s'assembler pour fabriquer des protéines.
- Lutter contre la dégradation des protéines musculaires en période de jeûne ou de stress physique.

Au niveau du tissu adipeux :

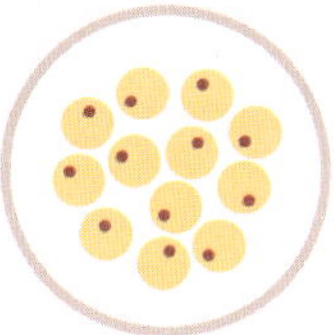

- Stocker les acides gras présents dans le sang sous forme de triglycérides dans les cellules adipocytaires (les fameuses réserves de graisse).
- Empêcher la dégradation des graisses stockées, pour conserver les réserves.
- Envoyer au cerveau un signal de satiété après une prise alimentaire.

Le rôle de l'insuline est donc crucial pour maintenir une énergie stable dans le corps, réguler la glycémie (éviter les pics ou les baisses du niveau de sucre dans le sang), construire les tissus musculaires et les conserver.

Quel est le lien entre l'obésité et l'insulinorésistance ?

On parle d'**insulinorésistance** quand l'une des fonctions ci-dessus est altérée. Plusieurs théories scientifiques nous éclairent sur la relation complexe entre l'obésité et cette résistance à l'insuline.

La première théorie est que **l'accumulation de graisse, à la suite d'une prise de poids, va se répartir dans tous les tissus et autour de certains organes**. Cette barrière graisseuse va **affecter les récepteurs à l'insuline**, rendant les organes plus résistants à cette hormone. Les cellules vont avoir plus de difficulté à ouvrir leurs portes aux molécules de sucre et de gras présentes dans le sang.

Une autre théorie suppose que **l'inflammation** générée par l'excès de cellules adipocytaires va **altérer la communication entre les différents tissus** (foie, muscles, tissu adipeux, appareil digestif...), qui ne perçoivent plus les bons signaux et empêchent le fonctionnement normal de l'insuline.

Dans les deux cas, **l'action de l'insuline est donc altérée : les taux de sucre et de gras deviennent trop importants dans le sang**. Le pancréas va devoir produire plus d'insuline pour essayer de maintenir des valeurs normales.

Cette **hyperinsulinémie** compensatoire (autrement dit, cette surproduction d'insuline) provoque malheureusement des **anomalies du métabolisme** : troubles lipidiques (taux élevés de cholestérol et de triglycérides), hypertension artérielle, troubles des hormones sexuelles, élévation du taux d'acide urique dans le sang, inflammation des tissus (comme la rétine et les reins)...

Avec le temps, cette surproduction peut **épuiser le pancréas**, qui ne pourra plus jouer son rôle correctement. Le corps devient alors **insulinorésistant**.

La résistance à l'insuline peut créer plusieurs obstacles à la perte de poids (altération du stockage de graisse, augmentation de la faim, métabolisme ralenti, etc.). Pour le patient atteint d'obésité, un cercle vicieux s'installe : ce phénomène le rend **résistant à la perte de poids**.

Ces anomalies peuvent par ailleurs conduire à l'apparition de certaines maladies, comme le diabète de type 2, la stéatose hépatique (la maladie du « foie gras »), des maladies cardio-vasculaires, le SOPK, des maladies rénales, certains cancers (côlon, sein, pancréas, ovaires)[5].

L'ALTÉRATION DES HORMONES DE LA FAIM ET DE LA SATIÉTÉ

Les cellules adipocytaires interviennent également dans la **régulation de la faim et de la satiété**.

La régulation normale de la faim et de la satiété

La faim et la satiété sont régulées par un réseau complexe de signaux hormonaux et neuronaux qui implique le cerveau, le système digestif et le tissu graisseux.

LA FAIM

C'est la sensation qui nous pousse à manger. Elle est déclenchée par des hormones comme la **ghréline**, sécrétée principalement par l'estomac. Lorsque celui-ci est vide, il libère cette hormone de la faim, qui envoie un signal au cerveau pour l'informer que c'est le moment de se nourrir. Son taux diminue après le repas, réduisant ainsi la sensation de faim.

LA SATIÉTÉ

C'est la sensation de rassasiement qui survient après avoir mangé. Elle nous signale d'arrêter la prise alimentaire. Elle est régulée par des hormones comme la **leptine** (sécrétée par le tissu adipeux, l'estomac, les muscles) et l'**insuline** (sécrétée par le pancréas). D'autres hormones sécrétées par le système digestif (GLP-1, PYY, CCK) interviennent également pour stopper la prise alimentaire quand l'estomac est plein.

La leptine est l'hormone de la satiété : quand le corps a suffisamment de réserves d'énergie, elle envoie un message au cerveau pour réduire l'appétit. Elle lui signale qu'il est temps de cesser de manger.

Régulation normale des hormones de la faim

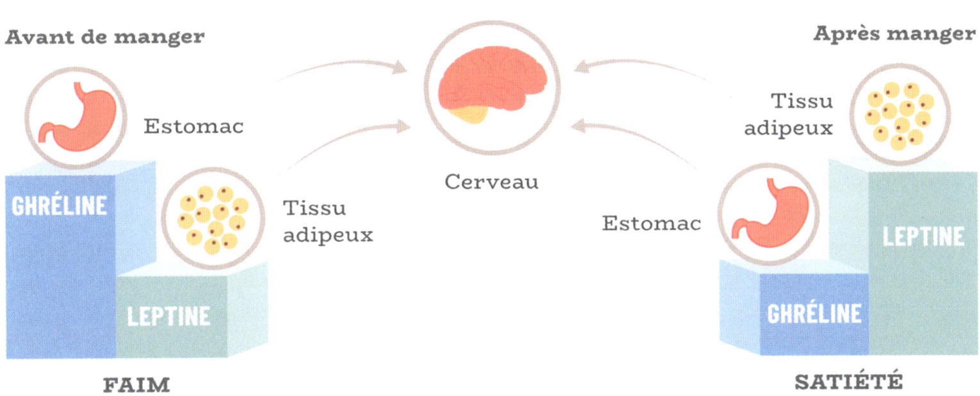

Des **signaux sensoriels** entrent également en jeu dans l'appétit : goût, vision, odorat et texture influencent la palatabilité (qualité gustative agréable) des aliments, et donc l'envie d'un mangeur face à son assiette.

Le dysfonctionnement des hormones de la faim dans l'obésité

Les **adipocytes jouent un rôle crucial** dans la régulation de la faim et la satiété. En effet, le niveau de leptine dans la circulation sanguine est directement proportionnel au volume des adipocytes et à la quantité de graisse qu'ils contiennent.

Chez les patients souffrant d'obésité, les niveaux de leptine sont donc élevés en raison de l'augmentation des réserves de graisse. Ce « trop-plein » de leptine entraîne une **résistance à la leptine** : le cerveau ne reçoit pas (ou plus faiblement) le signal de rassasiement, ce qui conduit à **manger plus et donc à prendre du poids**.

Autrement dit, en raison de cette résistance à la leptine, le cerveau, qui ne se rend pas compte que le corps a suffisamment d'énergie, continue à déclencher la sensation de faim. **Les niveaux de ghréline restent élevés même après avoir mangé, car le signal « je suis plein »** envoyé par l'estomac **n'est pas correctement perçu**.

Ainsi, en situation d'obésité, un réel cercle vicieux des hormones de la faim se met en place : la résistance à la leptine conduit à une sensation de faim constante malgré des réserves d'énergie suffisantes. La ghréline continue donc de stimuler l'appétit sans atteindre la satiété, ce qui pousse à manger davantage. Ceci accroît encore les réserves de graisse… et aggrave la résistance à la leptine.

Cercle vicieux des hormones de la faim

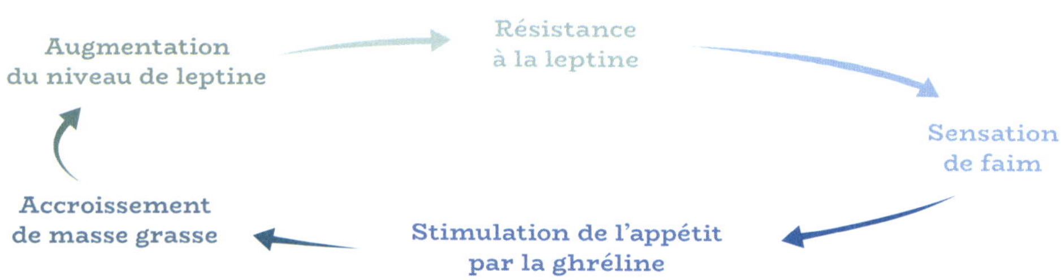

Augmentation du niveau de leptine
Résistance à la leptine
Sensation de faim
Stimulation de l'appétit par la ghréline
Accroissement de masse grasse

Une perception altérée des goûts

Cet excédent de cellules graisseuses, par de complexes réactions hormonales et neuronales, modifie également la régulation de l'appétence pour le sel et le gras. En d'autres termes, la perception des goûts « sel » et « gras » est altérée chez le patient en situation d'obésité. On observe une diminution de la sensibilité à ces saveurs, ce qui peut amener l'individu à consommer plus de sel et de gras pour obtenir la même satisfaction gustative. Là encore, ce phénomène conduit à un cercle vicieux de prise de poids.

UNE MALADIE AUX CAUSES MULTIPLES

Nous savons aujourd'hui que la survenue de l'obésité ne dépend pas uniquement de l'alimentation. Des découvertes permanentes sont faites sur les causes de cette maladie, son fonctionnement et ses conséquences, mais les recherches continuent, tant l'obésité et l'imbrication des multiples causes sont complexes.

D'après l'OMS, « dans la plupart des cas, l'obésité est une **maladie multifactorielle** due à des environnements obésogènes [qui favorisent l'obésité], à des facteurs psychosociaux et à des variants génétiques ».

Trois grands axes sont actuellement identifiés pour comprendre son développement :

- Les facteurs biologiques.
- Les facteurs comportementaux et psychologiques.
- Les facteurs environnementaux et sociétaux.

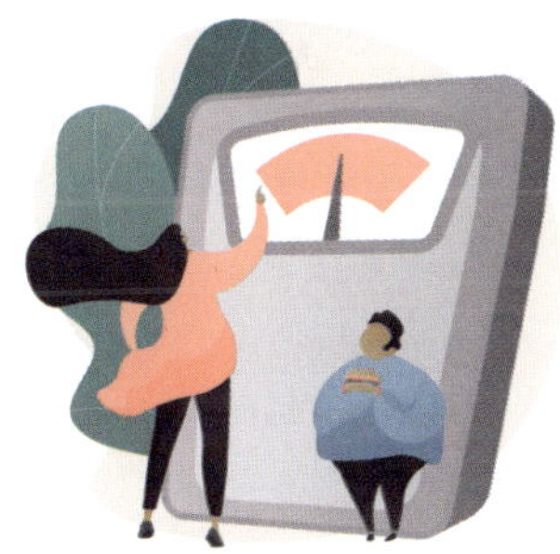

Les facteurs biologiques

LES PRÉDISPOSITIONS GÉNÉTIQUES

Biologiquement, l'obésité est causée par un déséquilibre énergétique où l'apport calorique dépasse les dépenses. Les dépenses énergétiques comprennent celles de l'organisme au repos (cette quantité d'énergie minimale est appelée **« métabolisme de base »** ; elle permet le fonctionnement des organes, la régulation de la chaleur, la digestion…) et celles de l'organisme quand il fait de l'activité physique (mouvement, sport).

La génétique explique pourquoi certaines personnes prennent du poids et d'autres non, même si elles mangent et bougent de la même façon. En effet, l'obésité s'installe plus facilement chez des personnes **prédisposées génétiquement à une mauvaise régulation du stockage des graisses et à un « métabolisme lent »**, c'est-à-dire qui dépensent peu de calories au repos.

Des variations génétiques peuvent également influencer l'appétit et la sensation de rassasiement, entraînant des comportements alimentaires non structurés, comme l'**hyperphagie** (manger beaucoup).

L'« hérédité à l'obésité » commence **dès la vie intra-utérine** : antécédent familial d'obésité, corpulence maternelle et nutrition maternelle vont induire une susceptibilité à devenir obèse.

Il convient de reconnaître que **l'ampleur de la part génétique** dans la prise de poids et la survenue de l'obésité est encore mal connue. Au-delà du patrimoine génétique hérité, de nombreuses transformations du génome se font au cours de la vie sous influence environnementale (épigénétique). La maladie obésité est, elle aussi, sujette à ces modifications génétiques sur différentes séquences d'ADN (selon ce que l'on mange, ce que l'on boit, les polluants, l'activité physique, le stress, d'autres maladies...), ce qui amplifie la complexité.

MESSAGES CLÉS

« Un enfant né d'un parent atteint d'obésité a 50 % de risques de développer une obésité et 80 % si les deux parents sont malades[6]. »
« Selon plusieurs études menées chez des familles, des jumeaux et des enfants adoptés, les gènes contribuent à plus de 70 % du risque d'obésité[7]. » *(A. Bonnefond, directrice de recherche à l'Inserm.)*

L'INFLUENCE DU MICROBIOTE ET DES PERTURBATEURS ENDOCRINIENS

D'autres déterminants biologiques individuels viennent altérer le bon fonctionnement de la balance énergétique, notamment le microbiote intestinal et les perturbateurs endocriniens.

Le **microbiote intestinal** est un ensemble de micro-organismes composé essentiellement de bactéries qui vivent dans le tube digestif. Ces bactéries aident à digérer certains aliments et contribuent à renforcer le système immunitaire. Le microbiote est aujourd'hui un des axes de recherche important pour étudier le rôle des bactéries digestives dans la survenue de l'obésité, car sa composition va affecter la manière dont les nutriments sont absorbés.

Lors de la digestion, les bactéries intestinales aident le corps à décomposer les aliments en macronutriments (lipides, glucides, protéines) et à libérer les vitamines, minéraux et oligoéléments (magnésium, cuivre, fer, zinc, fluor, etc.). **En cas de déséquilibre de la flore intestinale, appelé « dysbiose », il peut se produire une extraction accrue des calories,** ce qui augmente alors le risque de prise de poids.

Le microbiote influence également le métabolisme (notamment la régulation de la thermogenèse, c'est-à-dire la régulation de la température corporelle) et le fonctionnement des hormones de l'appétit.

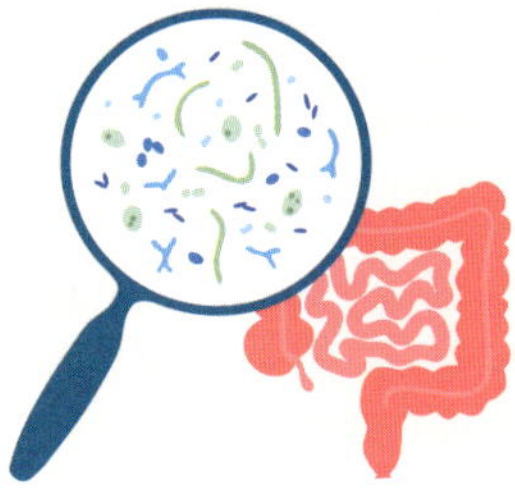

MESSAGES CLÉS

L'étude du microbiote a mis en évidence le fait que certaines bactéries sont absentes ou en faible quantité dans le système digestif des personnes atteintes d'obésité (comme Akkermansia muciniphila*, étudié de près en nutrition).*

La science met également en lumière le rôle des **perturbateurs endocriniens** dans la constitution de l'obésité. Ces substances chimiques influencent la régulation de plusieurs hormones, comme l'insuline, les hormones thyroïdiennes et les hormones de la faim.

Tout comme le microbiote, ces substances peuvent altérer le fonctionnement du tissu adipeux et influencer l'inflammation du tube digestif.

Enfin, la dysbiose et les perturbateurs endocriniens altèrent la barrière intestinale, en la rendant plus perméable au passage des toxines, des virus, des bactéries, etc.

Les principaux perturbateurs endocriniens

- Le bisphénol A, ou BPA, retrouvé dans les plastiques et les résines.
- Les phtalates, présents dans certains emballages, cosmétiques...
- Certains pesticides, comme le DDT.
- Les parabènes, que l'on trouve dans les cosmétiques.

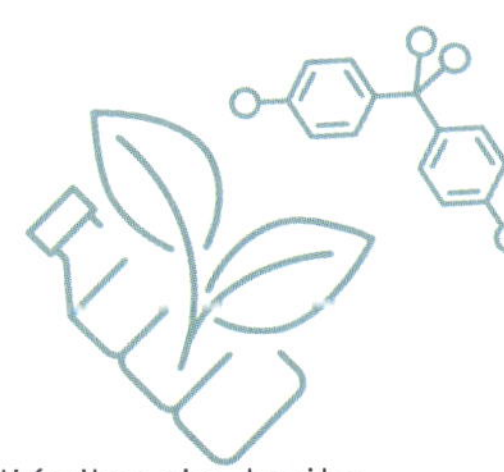

D'AUTRES CAUSES ENCORE

Certaines **prises médicamenteuses** (corticothérapie, traitement de l'épilepsie, traitement psychiatrique, hormonal...) et la **vie hormonale** (puberté, grossesse, ménopause) font aussi partie des facteurs biologiques de l'obésité.

Il existe également des **causes génétiques rares** d'obésité, pour la plupart diagnostiquées dès l'enfance. C'est le cas du syndrome de Prader-Willi ou celui de l'X fragile, pour lesquels la prise en charge doit être adaptée.

Par ailleurs, **nos cellules graisseuses gardent une « mémoire »** de l'obésité, même après une perte de poids. Cette mémoire rend les cellules plus sensibles à stocker du gras en cas de suralimentation. C'est en partie ce qui explique l'effet « yo-yo » après un régime[8].

Les facteurs comportementaux et psychologiques

Dans l'enfance, puis à l'âge adulte, des facteurs comportementaux et psychologiques favorisent l'obésité.

LES FACTEURS PSYCHOLOGIQUES

Les **événements de vie** (déménagement, mise en couple...) et les **traumatismes psychologiques** (maladie, deuil, rupture relationnelle, accident, stress psychologique...) peuvent entraîner une altération du comportement alimentaire de l'individu.

LES COMPORTEMENTS ALIMENTAIRES ANTÉRIEURS

Les comportements alimentaires antérieurs sont à prendre en compte dans la recherche de l'origine de l'obésité. Les **régimes restrictifs** font souvent partie des causes, notamment du fait de l'effet « yo-yo » : après une grande perte de poids, il est fréquent qu'on observe une reprise de poids plus importante encore. En effet, une alimentation d'éviction (le plus souvent portée sur les féculents) peut entraîner une frustration alimentaire conduisant au grignotage (manger en dehors des repas sans sensation de faim) ou à l'hyperphagie (manger en grande quantité).

LA CONSOMMATION DE TOXIQUES

La consommation de toxiques (tabac, drogues, alcool) dans un comportement d'addiction peut également être un facteur dans la survenue de la maladie. Certaines drogues diminuent l'appétit (cocaïne, amphétamines) alors que d'autres le stimulent (cannabis). La consommation de tabac peut accélérer le métabolisme, celle d'alcool fournit un apport calorique supplémentaire.

Par ailleurs, les substances toxiques influencent l'humeur et l'émotion, poussant parfois à manger de façon compulsive.

LE SOMMEIL

Enfin, la qualité du sommeil est un paramètre à ne pas négliger, car une perturbation du sommeil peut mener à une augmentation de l'appétit et à une résistance à l'insuline. On remarque que les personnes qui dorment moins de six heures par nuit de façon chronique sont plus susceptibles de développer une obésité.

Les facteurs environnementaux et sociétaux

L'environnement au sens large et le contexte social de l'individu peuvent favoriser la survenue de la maladie.

LE MILIEU FAMILIAL

Le milieu familial influence les conduites alimentaires, telles que les habitudes de prise de repas (seul, en famille, devant un écran, dans le calme ou le bruit), les choix alimentaires et les portions servies. Les traditions culturelles peuvent également avoir un impact sur les pratiques alimentaires (fêtes religieuses, jeûnes, plats à disposition, « entrée-plat-dessert »...).

Le soutien social et la dynamique familiale sont également des paramètres influant sur la façon de consommer des individus. En effet, l'entourage familial, qu'il soit positif ou négatif, et le niveau d'éducation nutritionnelle peuvent mener à une altération du comportement alimentaire (alimentation émotionnelle, hypercalorique, déséquilibrée...). On observe également qu'une famille sportive et une famille sédentaire n'auront pas la même influence sur leur entourage.

LE NIVEAU SOCIO-ÉCONOMIQUE

Le statut socio-économique influe lui aussi sur les habitudes alimentaires. Le choix des produits varie selon le portefeuille, le niveau de vie et le temps que l'on peut accorder aux courses ou à la préparation des repas. Par ailleurs, la publicité et le marketing ciblent des groupes sociaux spécifiques, plus vulnérables à la consommation d'aliments riches en calories ou transformés (enfants, adolescents, personnes passant beaucoup de temps sur les réseaux sociaux...).

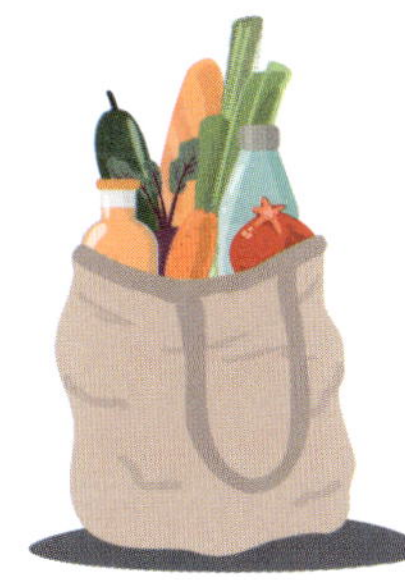

LE LIEU DE VIE

Notre lieu de vie peut entraîner une prise de poids, du fait de plusieurs facteurs. Par exemple :

- Les déplacements (en voiture, à pied, à vélo, en transports en commun), qui ne sont pas les mêmes à la campagne et en pleine ville, à la mer ou à la montagne.
- L'accès à une agriculture biologique.
- Le niveau de pollution, car certains polluants atmosphériques sont susceptibles de modifier le génome et le microbiote intestinal.

LES ÉVOLUTIONS DES HABITUDES ALIMENTAIRES

Les évolutions des habitudes alimentaires de notre époque (aliments hypercaloriques, produits transformés, disponibilité accrue, mode de consommation) font également partie du développement de cette pathologie. Il s'agit d'une « maladie de société », société dans laquelle **on consomme plus** et **on dépense moins d'énergie** : les conditions de travail (notamment le télétravail), les transports motorisés (limitant la marche) et les loisirs plus sédentaires derrière les écrans sont autant de paramètres de ce mode de vie moins actif.

Lexique du comportement alimentaire

Appétit : motivation à manger ou envie de manger selon des préférences alimentaires.

Collation : repas léger mangé quand on a faim.

Compulsions alimentaires : envie irrépressible de grignoter peu importe le moment de la journée, souvent due à une émotion négative.

Faim : sensation physiologique signalant le besoin de manger pour donner de l'énergie à notre corps.

Grignotage : fait de manger en dehors des repas sans sensation de faim.

Hyperphagie : trouble caractérisé par le fait de manger en grande quantité (avec ou sans faim).

Hyperphagie boulimique : trouble consistant à manger en grande quantité sur une période limitée avec une notion de perte de contrôle (Binge eating disorder). Il s'agit d'une maladie référencée dans le DSM 5 (Diagnostic and Statistical manuel of mental disorders), un manuel de référence répertoriant les maladies mentales.

Hyperphagie nocturne, ou NES : trouble se traduisant par le fait de se lever la nuit pour manger (Night eating syndrome).

Réplétion : sensation d'être excessivement plein ou repu après un repas.

Satiété : état de contentement ressenti après avoir mangé suffisamment, et ce jusqu'à la prochaine prise alimentaire.

2 IDÉES REÇUES SUR L'OBÉSITÉ

On est obèse quand on est gros.
FAUX > L'obésité est bien plus complexe et ne peut pas être réduite à la question du poids annoncé par la balance. Cette maladie résulte d'une capacité de stockage accrue du tissu graisseux.

L'obésité est seulement due à une suralimentation et à la sédentarité.
FAUX > L'obésité est multifactorielle. Réduire ses causes à une balance énergétique positive et à un manque d'activité physique est un schéma simpliste culpabilisant.

Il serait erroné de penser que la façon dont nous nous alimentons et dont nous bougeons n'est qu'une question de choix personnel et de motivation.

PARTIE 2

NORME DU POIDS, STIGMATISATION ET DISCRIMINATION

—

Notre société connaît une course au « poids idéal » et cela peut entraîner des dérives aux conséquences lourdes pour la santé mentale et physique. L'obésité, qui ne se résume pas à un chiffre sur la balance, traîne de ce fait encore son lot d'étiquettes non justifiées. Jugement, clichés, culpabilisation… Cette maladie mérite du soin, et non des préjugés.

LES LIMITES DE L'IMC ET LES DÉRIVES DU POIDS « IDÉAL »

Plutôt que de parler de l'obésité, il serait plus judicieux d'évoquer « les obésités », étant donné la pluralité des formes de cette maladie. Car il existe bien différents types d'obésité, qui ne peuvent pas être distingués par la seule mesure de l'IMC.

L'IMC, un outil dépassé ?

Le seuil de l'IMC à partir duquel on parle d'obésité a été fixé à 30 par des experts. Ils ont déterminé qu'à partir de ce chiffre, il y a des conséquences graves pour la santé et de manière significative. Ce seuil a été établi en se basant sur des statistiques. L'International Obesity Task Force (IOTF), un groupe de travail international qui étudie l'obésité, a choisi de fixer le même seuil pour les deux sexes[9].

L'IMC est un indicateur pertinent quand il s'agit de définir des populations à risque pour des études scientifiques et de mettre en place des mesures de prévention de santé publique. **Mais qu'en est-il de la prise en charge des personnes au quotidien, loin des études et des statistiques ?**

Les limites de l'IMC sont celles d'une mesure qui ne prend pas en compte la masse musculaire ni le retentissement (physique et psychologique) du poids dans le quotidien et sur la santé. Son interprétation peut donc amener à une dérive : **croire qu'il existe une « norme », selon laquelle il y aurait un poids « idéal » théorique** en fonction de la taille de la personne. Cette notion de « poids idéal » peut aboutir à la stigmatisation de l'individu et à une volonté de perdre (ou de faire perdre) du poids à tout prix.

Il est important de préciser que l'obésité requiert un diagnostic effectué par des professionnels de la santé qualifiés utilisant des tests de dépistage et des outils d'évaluation spécifiques. Comme nous l'avons vu, il existe d'autres mesures, comme le tour de taille et la composition corporelle.

Malheureusement, aujourd'hui encore, l'obésité est **souvent réduite à une histoire de poids et soumise à un jugement de valeur**, car les personnes présentant une surcharge pondérale ne correspondent pas aux « standards » sur le plan médical et le plan socioculturel. Gabrielle Deydier l'expose très justement dans son livre *On ne naît pas grosse* (2017) : « Je trouve insensé qu'on fasse converger les courbes de l'IMC avec les critères de beauté. »

L'IMC est-il toujours cohérent ?

Un grand sportif, comme un judoka, peut avoir un IMC égal à 30 sans être obèse, du fait d'une musculature importante.

À l'inverse, si une personne peu musclée a trop de masse grasse, ce peut être délétère pour sa santé même si son IMC est inférieur à 30.

Un troisième cas de figure existe : des personnes qui ont un IMC supérieur à 30 avec une masse grasse importante, mais qui n'ont pas de problèmes de santé ni de retentissement psychologique. On parle d'« **obésité saine** ». Il est néanmoins important de surveiller ces personnes afin de prévenir l'apparition de maladies.

Cette notion d'« obésité saine » est discutée par les experts et soulève des questions sur les mécanismes sous-jacents. Une des hypothèses les plus explorées est que le lieu de stockage de la masse grasse jouerait un rôle dans l'apparition de maladies dites « métaboliques » comme l'hypertension, le diabète ou le cholestérol.

Lorsque cette graisse s'installe autour des organes internes (foie, intestins, etc.), elle est fortement associée aux atteintes métaboliques, comme la résistance à l'insuline (voir page 17) ou l'inflammation chronique : il s'agit de la **graisse viscérale**. En revanche, une graisse située juste sous la peau, appelée « **graisse sous-cutanée** », est moins dangereuse pour la santé.

Les chercheurs continuent d'explorer cette question de la répartition de la graisse pour comprendre les facteurs qui influencent la santé des personnes en situation d'obésité.

Différences de composition corporelle pour un IMC identique

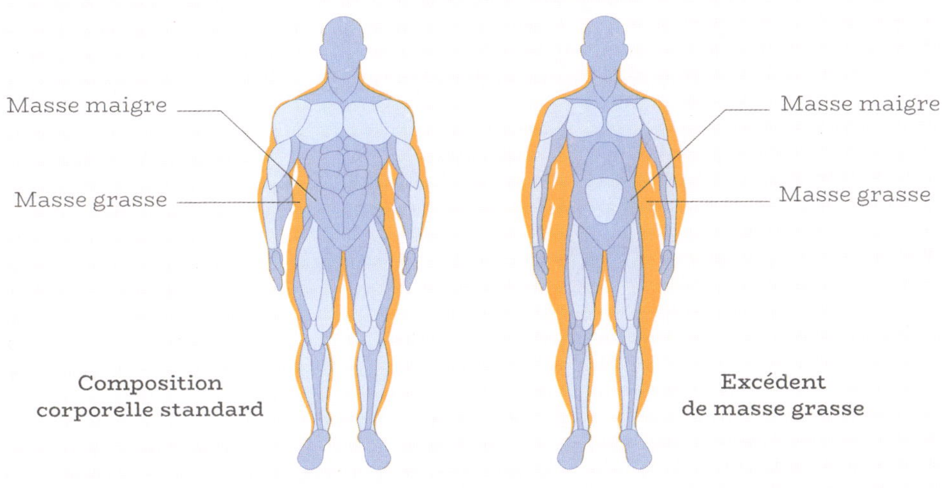

La pression du poids

Les médias ont contribué à la notion de « poids idéal » avec un matraquage d'images de corps minces et la promotion de divers régimes restrictifs miracles. Les messages véhiculés entretiennent une **préoccupation excessive pour le poids**, qui persiste malheureusement depuis de nombreuses années.

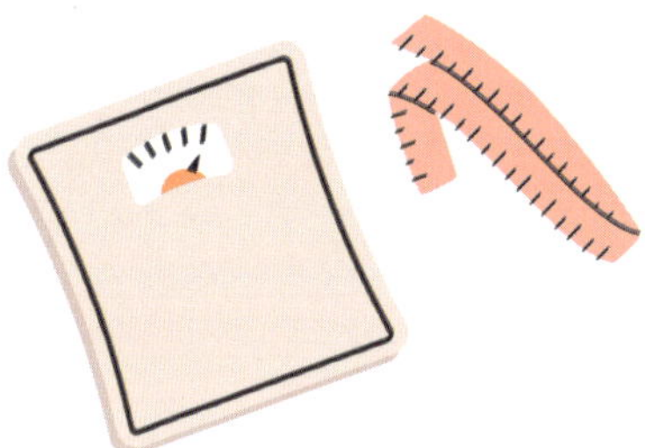

En France, 62 % des femmes et 47 % des hommes seraient inquiets de prendre du poids, pour leur santé ou pour leur image[10].

Dans ma pratique quotidienne, je suis également soumise à la pression du poids, car un « bon » médecin qui exerce la nutrition est jugé sur le nombre de kilos qu'il fait perdre à ses patients.

Pour lutter contre cela, il me semble important de **ne pas se concentrer** sur la pesée pendant les consultations médicales et diététiques. **Il est préférable d'inviter le patient à évoquer avant tout son bien-être ou son mal-être physique et psychologique, de lui demander comment il se sent dans son corps**. On pourra par la suite utiliser des outils comme la mesure de la masse maigre et de la masse grasse, le tour de taille et la recherche de complications médicales.

❖

LES PRÉJUGÉS ET LA STIGMATISATION DE L'OBÉSITÉ

Les préjugés sont **profondément ancrés dans l'inconscient** pour des raisons psychologiques, sociales et culturelles. Ils peuvent être vus comme des raccourcis mentaux qui aident les individus à prendre des décisions rapides dans des situations de survie. Dès le plus jeune âge, chacun absorbe les attitudes et croyances des personnes autour de lui, parfois sans même s'en rendre compte. Ces croyances sont souvent renforcées par les normes sociales et les stéréotypes présents dans les médias.

Le cerveau humain a une **tendance naturelle à traiter rapidement et efficacement des informations complexes et à les classer** pour mieux comprendre le monde qui l'entoure. Par exemple, il classe les gens selon leur apparence, leur comportement ou leur origine. Si ces catégories peuvent être utiles pour organiser l'information, elles peuvent aussi **conduire à des simplifications : les stéréotypes**.

La stigmatisation est un processus social qui se fonde sur les préjugés et les stéréotypes. Les individus, en raison de certaines caractéristiques perçues négativement, sont alors mis à l'écart, rejetés socialement. Autrement dit, **la stigmatisation mène au jugement et à la discrimination**.

La stigmatisation sociale

C'est à travers les **représentations sociales de la norme** que se mesure l'acceptabilité d'un individu : certaines valeurs sont valorisées, et d'autres considérées comme inacceptables. Or, les patients vivant avec une obésité sont aujourd'hui trop souvent considérés comme « hors norme ».

Pourtant, comme le précise l'historien américain Christopher E. Forth, « **au Moyen Âge, être gros est une bonne chose**. Dans cette période en proie aux famines et aux épidémies, avoir des réserves signifie manger à sa faim et plus encore. Être gros est un symbole masculin de puissance, la grosseur est associée à la force et à la musculature. Une dimension positive que l'on retrouve jusque dans l'étymologie du mot "embonpoint". "Être en bon point" veut dire "être en bonne santé". Pour les femmes, la rondeur symbolise un idéal sensuel et la capacité à concevoir » [traduit par S. K.]. Dans son livre *Fat: A Cultural History of the Stuff of Life* (2019), ce professeur propose une réflexion historique sur la façon dont les personnes grosses ont été perçues et représentées en Occident depuis l'Antiquité.

Malheureusement, de nos jours, les personnes en surcharge pondérale sont stigmatisées et doivent affronter le regard et le jugement des autres au quotidien.

Nous vivons un paradoxe curieux : que ce soit à la télévision, à la radio ou dans la presse, jamais on n'a autant parlé de cuisine, et les contenus gourmands sont très présents. Alors qu'on célèbre l'art de la table, ceux qui prennent du poids sont souvent jugés. Cela nous amène à réfléchir sur les messages contradictoires de notre société : comment trouver un équilibre entre le plaisir de manger et les pressions sur l'image corporelle, entre une industrie qui déverse des produits transformés, des publicités qui en font la promotion et la pression sociale du « bien manger » ?

Clichés à propos de l'obésité

Par Olivier Tyrbas de Chamberet, patient partenaire en obésité au sein de la Ligue contre l'obésité et l'association ExpO (Expert Obésité)

*– Bonjour, moi, c'est **Bob**. J'adore les bouffes gargantuesques entre amis. Je suis fier de mon mètre 95 et de ma masse qui impressionne. Je fais le poids ! Sans m'en rendre compte, je suis tombé dans l'obésité, et c'est mon médecin qui m'a fait prendre conscience que j'étais malade.*

*– Ne prends pas toute la place Bob ! Moi, c'est **Catherine**. J'ai toujours été sportive : j'ai fait de l'équitation, de la natation, de l'alpinisme. C'est mon troisième enfant, même si je l'adore, qui m'a fait prendre du poids. Il faut dire aussi que six mois d'hospitalisation et la ménopause l'année dernière n'ont pas arrangé les choses. Je vais aussi parler pour **Lucie** parce qu'elle est trop timide pour témoigner. Je ne sais pas quels sévices elle a subis enfant, mais c'est depuis l'école qu'elle se bat contre l'obésité. Elle passe sa vie à lutter contre ses traumas, qu'elle revit dans ses cauchemars. Mais elle ne vous le dira pas. Elle a trop peur du jugement des autres.*

Ces trois profils sont éloignés des clichés, ces clichés qui font dire à certains qu'il suffit de moins manger et de faire du sport pour ne pas ou ne plus être en situation d'obésité. Ils font partie des centaines d'interviews de patients que j'ai réalisées.

Il y a 1 million de patients atteints d'obésité en France : ce sont 1 million de situations différentes. Un peu comme un jeu d'échecs dans lequel les causes décrites dans ce livre sont les 32 pièces de l'échiquier, ce qui génère plus de combinaisons que d'êtres humains sur la Terre. Un jeu qui mène trop souvent à une situation d'échec et mat terrible.

Votre histoire est unique. Si les maux sont communs, les mots ne peuvent pas toujours les évoquer, tant cette maladie chronique est complexe et peut avoir de lourdes conséquences sur la vie des personnes qui en souffrent.

La stigmatisation scientifique et médicale

Comme nous venons de le voir, la santé publique et le monde médical n'échappent pas à la stigmatisation des patients. La mesure du poids et celle de l'IMC suffisent encore très souvent à coller l'étiquette « obésité ».

Dans le *Traité de médecine et chirurgie de l'obésité* (2011), le nutritionniste Arnaud Basdevant écrit qu'« il n'existe aucun argument pour définir un poids théorique auquel chacun devrait se référer de manière univoque : **la zone de poids recommandable est large** ». Sa proposition est de « **démédicaliser** » **les messages de prévention**, c'est-à-dire de ne pas faire référence à la maladie, mais plutôt au **bien-être**. « Il faut valoriser la culture culinaire et les aspects positifs des modèles alimentaires qui ne favorisent pas l'obésité. »

Le Dr Basdevant émet des réserves sur « la médiatisation de l'obésité » : elle est « à la fois une chance, parce qu'elle permet d'alerter les pouvoirs publics, et un obstacle puisqu'elle risque de conduire une frange de la population vers des pratiques de contrôle alimentaire ».

Les messages véhiculés par certaines campagnes de santé publique entretiennent ce phénomène, comme le fameux « Manger Bouger ». **Comme s'il « suffisait » de manger moins et de bouger plus pour enrayer les problématiques de surcharge pondérale**.

Ce qui est décrié par les sociologues, c'est que la médecine et la santé publique ont renforcé **l'idée que l'obésité est une responsabilité individuelle**, alors que toute notre société pourrait se poser des questions. Dans son ouvrage *Grossophobie. Sociologie d'une discrimination invisible* (2021), la sociologue Solenne Carof explique qu'« en construisant les individus comme les principaux acteurs de leur santé, notamment dans le cadre des Programmes nationaux nutrition santé (PNNS), **les politiques de santé publique renforcent, paradoxalement, la stigmatisation des individus en surpoids ou en situation d'obésité**, dans la mesure où elles laissent penser que les personnes corpulentes seraient responsables de leur situation en raison de leur manque de connaissances diététiques. [...] L'accent mis sur la responsabilité individuelle occulte toutefois l'inégale distribution du poids des personnes selon leur appartenance de classe et la différenciation sociale des pratiques alimentaires, qui en est bien souvent à l'origine ».

LA GROSSOPHOBIE ET LA DISCRIMINATION

Stigmatiser les personnes selon leur corpulence ou leur poids mène à la discrimination. La grossophobie pose des questions importantes sur notre façon de percevoir le corps et la santé. Pourquoi associe-t-on souvent l'obésité à un manque de volonté ? Ce jugement simpliste reflète-t-il une société mal informée ou centrée sur l'image corporelle ? Il est peut-être temps de ré-évaluer notre compréhension des causes de l'obésité afin de promouvoir une approche plus inclusive et plus empathique.

La grossophobie

Le terme « grossophobie » provient du mot anglais *fatphobia*, popularisé en 1960 outre-Atlantique à la suite des revendications du mouvement *fat acceptance* (qui milite pour le respect des droits des personnes à forte corpulence, comme nous le verrons page 38). En France, ce mot est utilisé pour la première fois en 1994 par Anne Zamberlan dans sa biographie *Coup de gueule contre la grossophobie – Je suis grosse, et alors ?*

Il a été intégré dans plusieurs dictionnaires français, dont *Le Larousse* et *Le dictionnaire Le Robert*. Selon *Le Larousse*, la grossophobie est définie comme « une attitude hostile, moqueuse et/ou méprisante, voire discriminatoire, envers les personnes obèses ou en surpoids ». *Le Robert* la décrit comme « une attitude de discrimination envers les personnes obèses ou en surpoids ». Ces définitions mettent en lumière les préjugés qui entourent l'obésité dans notre société.

Solenne Carof précise que « ce terme ne désigne pas une forme de dégoût individuel à l'endroit des personnes corpulentes, auxquelles seraient attribués certains comportements socialement dévalorisés ». Il s'agit « plutôt de revenir au sens premier du concept, à savoir la peur de la grosseur, [...] de manière à saisir, dans une perspective sociologique, les mécanismes sociaux et politiques qui conduisent à **stigmatiser les corps gros** ».

La discrimination sociale

Dans les livres *Je n'ai pas choisi d'être gros•se* (A.-S. Joly, R. Zarzavatdjian, 2024) et *Confession d'une grosse patate* (S. Morgenstern, 2003), les autrices relatent **la discrimination et la violence des mots et des comportements qu'elles subissent dans leur quotidien et leur milieu relationnel :** phrases blessantes, regards méprisants, scènes d'humiliation qui pourraient être considérés comme du harcèlement. Leurs témoignages mettent en exergue les défaillances de notre société dans son rapport à l'obésité. Car, aujourd'hui, vivre avec une obésité, c'est être soumis au jugement – négatif – des autres.

En dehors du culte de la minceur, « **plusieurs stéréotypes sont attribués aux personnes vivant avec une obésité : paresseuses, non motivées, laides, stupides**[11] ».

Solenne Carof écrit que « l'alimentation est morale, le corps aussi : aux fortes corpulences sont associées des représentations négatives (voracité, paresse, manque de volonté) ».

La discrimination professionnelle

Dans la sphère professionnelle, plusieurs études montrent une **discrimination à l'embauche** des personnes considérées comme obèses[12].

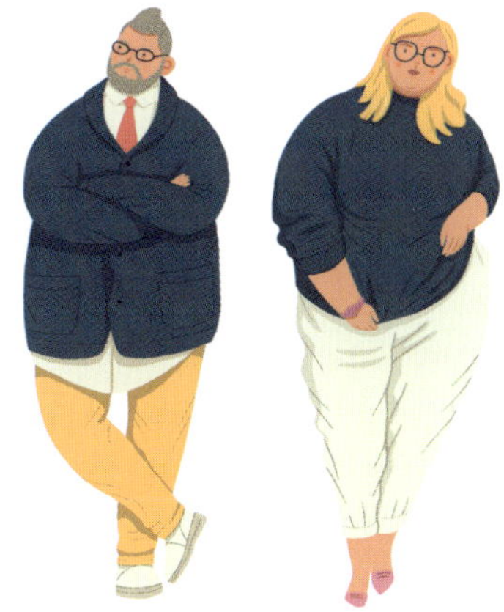

Les femmes en situation d'obésité sont particulièrement vulnérables : elles sont 8 fois plus discriminées que celles qui ont un IMC entre 18 et 25. Les hommes, quant à eux, subissent 3 fois plus de discrimination à l'embauche.

D'après Jean-François Amadieu (professeur à l'université Paris I Panthéon-Sorbonne et directeur de l'Observatoire des discriminations), « **l'apparence physique est le deuxième critère cité parmi les discriminations** perçues par les demandeurs d'emploi interrogés, selon une étude de l'OIT (Organisation internationale du travail) et du Défenseur des droits. Sur ce critère, l'obésité et le surpoids figurent parmi les premières causes de discrimination[13] ».

À *curriculum vitae* égal, « une personne souffrant d'obésité a moins de chances d'être embauchée qu'une personne de poids "normal" », souligne également le Dr Cyril Gauthier (*Obésité et société*, 2022). Par ailleurs, les études ont mis en évidence que, dans leur évolution dans le milieu professionnel, les personnes présentant une surcharge pondérale peuvent être **confrontées à des salaires inférieurs, des possibilités de promotion réduites et des licenciements abusifs**.

La discrimination de la part des soignants

La discrimination est également présente dans le milieu des soignants, comme le souligne Aline Thomas dans son récit *« Montez d'abord sur la balance ! » Se soigner malgré la grossophobie médicale* (2024). Elle raconte comment le patient peut être **infantilisé, humilié, culpabilisé**, et surtout **moins bien soigné du fait de sa corpulence**.

En effet, les médecins, face à un patient en surcharge pondérale, auraient tendance à relier tous les problèmes médicaux au poids, à les expliquer par le poids, et donc à ne pas les traiter. Cette discrimination pourrait conduire à des **retards de diagnostic** et à l'**interruption des suivis médicaux par les patients**, qui se sentent méprisés et incompris en consultation[14].

Des initiatives à suivre

Aujourd'hui, de nombreux médecins s'investissent dans la lutte contre la grossophobie, comme le Dr Rudy Caillet (Colmar). Ainsi, il a fondé l'association StereO, qui s'engage pour combattre la stigmatisation des personnes en situation d'obésité et les stéréotypes qui pèsent sur elles. L'objectif : permettre au plus grand nombre de repenser ses préjugés.

Le témoignage de Virginie Castera,
cheffe de service d'endocrinologie à l'hôpital Saint-Joseph, à Marseille

Lorsque j'ai commencé mon internat en endocrinologie à l'hôpital Nord à Marseille en l'an 2000, j'avais une vision très simpliste de l'obésité. En effet, par manque d'expérience probablement, et aussi du fait d'un certain nombre de préjugés, je considérais que si les patients étaient obèses, ils étaient en grande partie responsables de cette situation. Pour résumer, je pensais : « S'ils sont trop gros, c'est parce qu'ils mangent trop et qu'ils ne font pas assez de sport ! » Quelle vision pour le moins réductrice, péremptoire et stigmatisante !

Avec les années d'expérience et au contact des patients, j'ai petit à petit intégré le fait que l'obésité était une véritable maladie. Une maladie chronique, tel le diabète de type 2 par exemple, qui se caractérise par une anomalie de stockage des graisses, favorisée par des prédispositions génétiques, par des facteurs environnementaux ou par ce que je nomme souvent des « événements de vie » (grossesse, séparation, sédentarisation professionnelle…) qui contribuent à son développement. Ainsi, les personnes en situation d'obésité doivent être prises en charge de manière globale, sans jugement, par des professionnels qui tâchent de trouver la meilleure manière de les accompagner en fonction de leurs différentes problématiques. À titre d'exemple, j'ai orienté une grande partie de mon travail vers la prise en charge de patientes en situation d'obésité dont le désir de grossesse est contrarié par une infertilité, parfois liée à ce surpoids. J'essaye de les aider pour qu'elles mènent leur projet à terme dans les meilleures conditions.

Il me semble que nous assistons actuellement à un tournant grâce à l'arrivée de nouveaux traitements de l'obésité, dont la découverte constitue une véritable révolution. La chirurgie bariatrique continue, de son côté, à prouver son efficacité.

Notre rôle de médecin est d'envisager toutes les solutions existantes et de déterminer, en collaboration avec les patients, le moyen le plus adéquat de les aider à améliorer leur qualité de vie.

La discrimination indirecte

Hormis la discrimination directe (liée au comportement humain), qui se traduit par des remarques et attitudes inappropriées, il existe une **discrimination indirecte (ou systémique)** relative aux équipements du quotidien ou aux « standards » non adaptés.

Par exemple, le **mobilier urbain** ou l'**assise dans les différents moyens de transport** (bus, train, avion) font partie des équipements non adaptés aux personnes en situation de surpoids ou d'obésité.

La discrimination s'observe également dans le **domaine médical** : les ambulances classiques ne prennent pas en charge les patients au-dessus de 130 kg. Quant aux lits d'hôpitaux, ils sont limités à 110 kg. Par ailleurs, les médecins n'ont pas toujours des brassards à tension artérielle adaptés à la circonférence du bras du patient, ce qui peut fausser la mesure, voire faire renoncer le praticien à cet examen, faute de matériel adéquat.

En ce qui concerne les **vêtements**, les personnes vivant avec une surcharge pondérale sont là aussi face à une discrimination indirecte : certaines marques de vêtements pour femmes ne taillent pas au-delà du 42 ou du 44, par exemple. Cette exclusion reflète une fois de plus la discrimination structurelle à l'œuvre dans la société, société dans laquelle ce sont les corps minces qui correspondent aux standards de beauté dominants. Les personnes perçues comme étant obèses, qui sont en quête de vêtements stylés et adaptés, se retrouvent confrontées à une **offre limitée et souvent onéreuse** dans les boutiques spéciales « grandes tailles ».

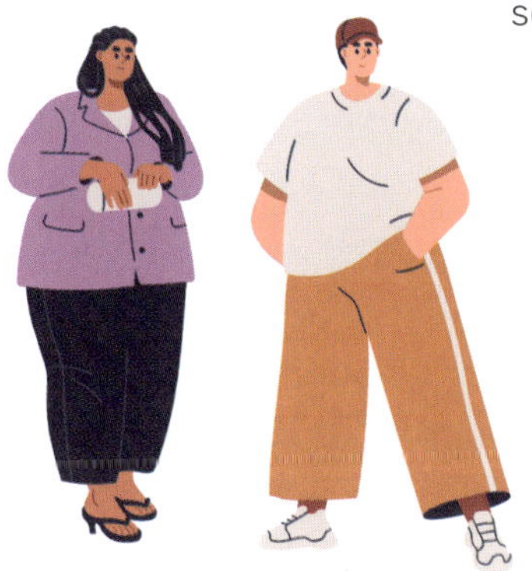

Même si les mentalités évoluent et que certaines marques commencent à proposer des modèles qui tiennent compte de la diversité corporelle, cette problématique concerne encore de nombreuses personnes, qui se voient refuser leur expression de soi à travers ce qu'elles peuvent porter.

Les conséquences de la discrimination

Comme le décrit Agnès Maurin (directrice et cofondatrice de la Ligue contre l'obésité), « la grossophobie fait des ravages : **risque de dépression plus élevé, détérioration de l'estime de soi, augmentation de la probabilité de souffrir de troubles du comportement alimentaire, suivi médical défaillant, déscolarisation des enfants, désocialisation des adultes** ».

La discrimination liée à l'obésité s'infiltre dans différents contextes (social, économique, professionnel, médical, relationnel, familial, etc.) et atteint des personnes de tout âge. Elle a des retentissements importants sur le plan psychologique, qui s'expriment notamment par une plus grande propension à l'anxiété et la perte de confiance en soi, entraînant un potentiel isolement social. Certaines personnes rentrent dans un **cercle vicieux de marginalisation**, avec des **conséquences professionnelles** (arrêt de travail longue durée, perte d'emploi) et une **précarité sanitaire** (en raison de la honte de se faire soigner ou de la difficulté à demander de l'aide).

Les conséquences de l'obésité et les retentissements psychosociaux seront expliqués plus en détail dans le chapitre suivant.

DES MOUVEMENTS POUR CHANGER LE REGARD SUR L'OBÉSITÉ

Comment faire évoluer les préjugés sur l'obésité dans notre société ? Est-ce que le mouvement *body positive* et l'acceptation du corps sont des moyens de lutter contre la grossophobie ?

Le débat autour de la ***fat acceptance***, du ***body positive*** et du ***body neutrality*** est complexe et touche à des questions socioculturelles et médicopsychologiques. Chacun de ces mouvements a des objectifs spécifiques, mais ils partagent tous la volonté de lutter contre la stigmatisation des corps et de promouvoir l'acceptation de soi.

Fat acceptance ?

Le mouvement *fat acceptance* (ou « acceptation des personnes grosses ») est né dans les années 1970 en réaction à la stigmatisation et la discrimination envers les personnes en surcharge pondérale. Le but principal est de **dénoncer la grossophobie** et de lutter contre elle.

Ce courant soutient que les personnes grosses doivent être respectées et traitées avec dignité indépendamment de leur apparence physique. Il **remet en question les normes de beauté dominantes, souvent irréalistes**, qui prônent la minceur jusqu'à l'extrême.

Le mot « gros » mérite sa place comme tout autre adjectif. Il décrit un volume, une taille, une importance, sans jugement. De la même manière que des mots comme « petit » ou « grand », il permet de qualifier. Rejeter ce mot renforce des tabous et limite notre langage.

Certains craignent que la *fat acceptance* puisse banaliser les problèmes de santé liés à l'obésité, bien que les adeptes de ce mouvement répondent souvent que le respect des individus n'exclut pas la possibilité de parler de la santé.

Body positive ?

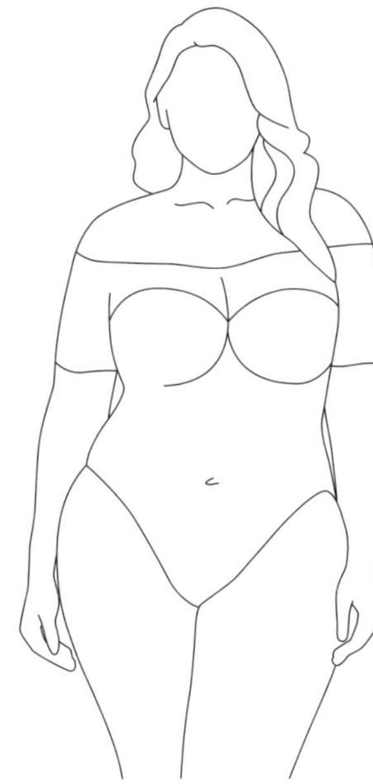

Le *body positive*, ou « BoPo », est plus large et s'efforce de **promouvoir une image corporelle positive de tous les types de corps**, qu'ils soient maigres, gros, âgés, porteurs de handicap... Né dans les années 2010, il vise lui aussi à contrer les idéaux de beauté irréalistes promus par les médias et à **encourager les gens à s'aimer tels qu'ils sont**.

Le BoPo met l'accent sur l'importance de l'image corporelle positive pour le **bien-être mental et émotionnel**. En encourageant l'amour de soi, il cherche à remettre en question les normes sociales oppressives autour de la beauté.

Néanmoins, certains ont émis des craintes vis-à-vis de ce mouvement :

- N'entraîne-t-il pas une **fixation sur le corps, sur le poids** ?
- N'encourage-t-il pas l'idée que nous sommes représentés uniquement par notre enveloppe charnelle et notre silhouette ?
- Ne pousse-t-il pas à la **pression d'aimer son corps à tout prix** ?

Certains estiment que le BoPo peut créer une nouvelle forme de pression, celle de toujours se sentir bien dans sa peau, ce qui n'est pas toujours réaliste. Par ailleurs, le marketing autour du *body positive* a été largement critiqué, car de nombreuses marques ont récupéré le mouvement pour des publicités, vidant ainsi le message de son essence militante.

Body neutrality ?

Le *body neutrality* est un concept plus récent dont le but est d'être un compromis entre le rejet de la stigmatisation des corps et la pression de s'aimer inconditionnellement.

Ce courant propose d'**adopter une attitude plus neutre envers son corps, en mettant l'accent sur ce qu'il peut réaliser** (se mouvoir, cicatriser, croître...), plutôt que sur son apparence. Autrement dit, le *body neutrality* n'incite pas à aimer chaque partie de son corps, il se focalise plus sur les fonctions de celui-ci. C'est une **approche équilibrée**, car il offre une voie médiane dans laquelle l'accent est mis sur la santé et la fonctionnalité du corps, et non sur son image.

Tous ces courants sont nés en réponse à des normes sociales oppressives et à la stigmatisation des corps. Leur diversité reflète la complexité des expériences humaines et montre qu'il n'existe pas de solution unique pour améliorer l'image de soi et lutter contre la discrimination des corps gros.

Comment être un allié dans la lutte contre la grossophobie ?

Entendre les voix des personnes concernées

- CNAO (Collectif national des associations d'obèses) : **https://cnao.fr**
- Ligue contre l'obésité et paroles des patients experts : **https://liguecontrelobesite.org**

Adapter le quotidien à toutes les morphologies

- Vêtements : créer des lignes de vêtements grande taille. Des marques comme Bonjour Gisele (fondée par Aline Thomas, créatrice, journaliste et réalisatrice) proposent aussi des patrons du 44 au 56, made in France.
- Médical : fournir un équipement médical approprié. Pour garantir que les soins de santé se fassent dans de bonnes conditions, l'équipement médical de routine – blouses, brassards de prise de tension et tables d'examen – doit être conçu pour des personnes de poids important.
- Espace public (transports en commun, etc.) : repenser la taille des sièges, des passages, des toilettes, retirer les accoudoirs, etc.

S'instruire et comprendre

GROS (Groupe de réflexion sur l'obésité et le surpoids) : **https://www.gros.org**
AFERO (Association française d'étude et de recherche sur l'obésité) : **https://afero.fr**
EASO (The European Association for the Study of Obesity) : **https://easo.org**
SOFFCO.MM (Société française et francophone de chirurgie de l'obésité et des maladies métaboliques) : **https://soffcomm.org**

Participer

S'engager individuellement ou collectivement contre la grossophobie.

- L'engagement individuel passe par l'éducation et la remise en question des préjugés sur le poids. Cela implique d'éviter les remarques discriminantes, de promouvoir l'acceptation de toutes les morphologies et de défendre la diversité corporelle dans nos cercles sociaux et familiaux.
- L'engagement collectif suppose des actions à une plus grande échelle. Les associations de patients, les professionnels de santé et les entreprises peuvent collaborer à la diffusion des campagnes de sensibilisation et organiser des événements de formation. Les écoles, les médias et les réseaux sociaux jouent aussi un rôle clé pour favoriser l'acceptation des corps divers, en encourageant un langage inclusif et bienveillant.

Journée mondiale de lutte contre l'obésité

Cette journée a lieu le 4 mars. De nombreuses actions sont alors menées pour informer et mobiliser le public autour de cette maladie.

- Des conférences et webinaires, dirigés par des spécialistes de santé, explorent les causes de l'obésité et les avancées scientifiques en matière de traitement.
- Des ateliers pratiques encadrés par des nutritionnistes et coachs sportifs enseignent des habitudes alimentaires et des activités physiques saines.
- Les groupes de parole et de témoignages permettent aux personnes touchées de s'exprimer tandis que les campagnes de sensibilisation diffusées dans les médias visent à éduquer et promouvoir la bienveillance envers les personnes concernées.
- Enfin, certains établissements de soins offrent des bilans et consultations gratuites pour encourager la prévention et le dépistage.

Campagne People-First Language

L'association ECPO (European Coalition for People living with Obesity, en français Coalition européenne des personnes vivant avec l'obésité) est à l'origine de la campagne People-First language (« langage centré sur la personne »).

Cette campagne promeut une sémantique visant à **éviter l'utilisation d'adjectifs pour définir quelqu'un**. Par exemple, si on parle d'« une personne diabétique » ou d'« une personne obèse », on a tendance à coller une étiquette à la personne et à la réduire à une maladie.

Il est donc judicieux d'employer les expressions comme : « personne en situation », « personne vivant avec », « personne souffrant de », « personne considérée comme » afin de communiquer respectueusement avec elle.

PARTIE 3
LES CONSÉQUENCES DE L'OBÉSITÉ CHEZ L'ADULTE

La maladie obésité chez l'adulte dépasse la simple question de la balance et du tour de taille. Elle affecte la santé physique et mentale, complique les interactions socioprofessionnelles et impacte au quotidien la qualité de vie des personnes atteintes.

LES CONSÉQUENCES MÉDICALES

Le corps humain devient défaillant lorsque le volume de masse grasse est trop important. Plusieurs organes peuvent être touchés par des remaniements de leur tissu et par des dysfonctionnements cellulaires.

Cela se traduit par des variations des déterminants biologiques sanguins et urinaires (glucose, cholestérol, protéines, etc.), des modifications des paramètres de mesures scientifiques (tension artérielle, taux d'oxygène dans le sang, fréquence cardiaque, etc.) et des retentissements dans le quotidien de la personne (douleurs, fatigue, etc.).

Pour chacun des organes et systèmes concernés, à la suite du schéma récapitulatif, nous évoquerons les effets de l'accumulation de tissu adipeux, et notamment de l'inflammation qui en résulte. Bien évidemment, il s'agit là d'une énumération des conséquences médicales possibles, mais toute personne en situation d'obésité ne présente pas forcément de complications médicales. L'apparition de ces complications varie selon les individus, notamment en raison des prédispositions génétiques, mais aussi de la durée depuis laquelle la maladie est présente. L'idée n'est ni d'être alarmiste ni de faire peur aux personnes vivant avec cette maladie, mais plutôt d'apporter un regard scientifique et médical sur le mauvais fonctionnement des cellules en cas d'obésité.

Les principaux systèmes et organes susceptibles d'être affectés par l'obésité chez un adulte

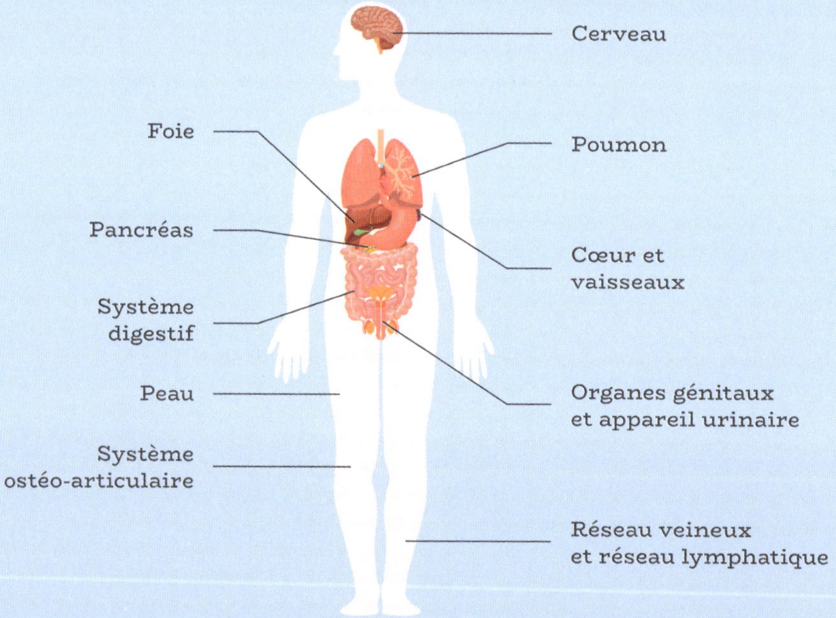

Le poumon

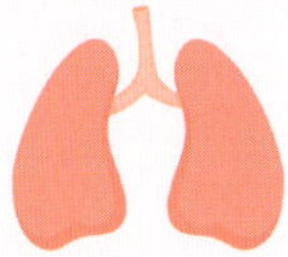

L'obésité peut mener à de nombreuses complications pulmonaires, notamment le **syndrome d'apnées obstructives du sommeil** (SAOS), caractérisé par des pauses respiratoires pendant le sommeil qui entraînent une diminution de l'apport en oxygène. Ces pauses provoquent des réveils brefs et fréquents, réduisant la qualité du sommeil, et génèrent fatigue, somnolence et divers problèmes de santé, notamment cardio-vasculaires (hypertension artérielle, troubles du rythme cardiaque, augmentation du risque d'accident vasculaire cérébral, ou AVC, d'infarctus du myocarde ou d'insuffisance cardiaque). Les signes à surveiller sont des ronflements et des sensations d'étouffement nocturne.

Le SAOS augmente le risque de développer d'autres troubles respiratoires inflammatoires tels que l'**asthme** ou de contracter des **infections pulmonaires**. Il est donc essentiel de maintenir un poids santé pour prévenir ces complications et protéger la santé des poumons.

Le cœur et les vaisseaux

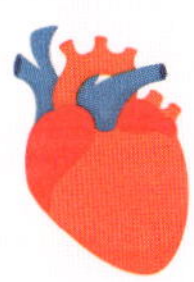

L'accumulation de cellules graisseuses et l'inflammation qui en résulte ont un impact sur le système cardio-vasculaire. Le cholestérol ou les triglycérides en excès dans le sang peuvent se déposer dans les artères et gêner la circulation, voire les « boucher ».

Les complications éventuelles sont le développement d'une **hypertension artérielle** et l'augmentation du risque d'**infarctus**, d'**AVC** (accident vasculaire cérébral) ou d'**insuffisance cardiaque**.

Le foie

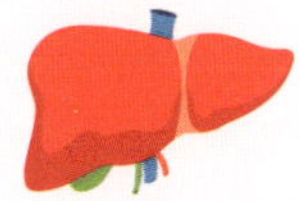

L'accumulation de gras au niveau du foie peut endommager les cellules hépatiques et provoquer des maladies comme la **stéatose hépatique** (maladie du « foie gras »).

Par ailleurs, l'inflammation due à l'accumulation de gras peut mener à une **fibrose** (résultat d'une cicatrisation anormale du foie). Si la fibrose n'est pas traitée et que l'inflammation persiste, la maladie peut évoluer en **cirrhose**, ce qui empêche le foie de fonctionner correctement de manière irréversible.

Le pancréas

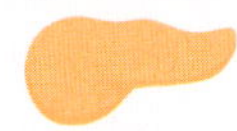

Les principaux dysfonctionnements du pancréas dans un contexte d'obésité seront :

- l'**intolérance au glucose** : le sucre reste plus longtemps dans le sang, il est plus lent à rentrer dans les cellules ;
- la **résistance à l'insuline** : le corps ne réagit plus à l'hormone de l'insuline, le sucre reste dans le sang et ne pénètre pas dans les cellules, le pancréas doit augmenter sa sécrétion d'insuline (voir aussi page 18) ;
- voire du **diabète** : le corps ne peut plus contrôler efficacement la quantité importante de sucre dans le sang avec le taux d'insuline sécrété.

Les organes génitaux

L'obésité peut avoir un impact négatif sur la sexualité et la fertilité. Chez les femmes, l'obésité est souvent associée à des **difficultés à concevoir**, à des **cycles menstruels irréguliers** et à des **complications pendant la grossesse** (risque accru de diabète gestationnel, d'hypertension artérielle, de fausse couche et d'accouchement prématuré). Elles peuvent aussi souffrir d'un **trouble de la libido**.

Chez les hommes, elle peut entraîner des **problèmes d'érection** et une **baisse du désir sexuel**. C'est une conséquence directe de l'excès de cellules graisseuses, qui altère la sécrétion de l'hormone de la testostérone et accroît le taux d'œstrogènes dans le corps masculin. Ces perturbations peuvent amoindrir la qualité du sperme, et donc la **fertilité**.

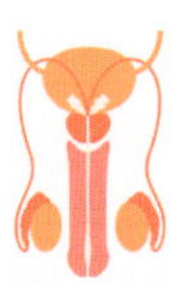

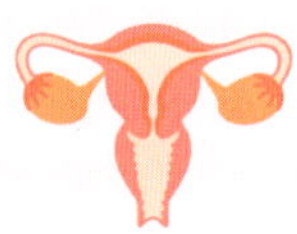

L'appareil urinaire

Les patients vivant avec une obésité massive sont plus enclins à développer une **incontinence urinaire**, d'après la littérature scientifique[15]. Néanmoins, les causes semblent complexes et difficilement identifiables : résistance à l'insuline et atteinte des muscles de la vessie ? Excès de masse grasse au niveau de l'abdomen qui augmenterait la pression exercée sur l'appareil urinaire ?

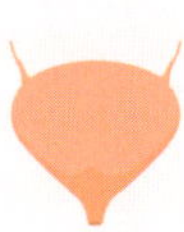

Même si l'origine de ce trouble urinaire n'est pas entièrement élucidée, on estime que 60 % des patientes en surcharge pondérale importante présentent une incontinence urinaire[16], sans forcément oser en parler à leur médecin.

Le système ostéo-articulaire

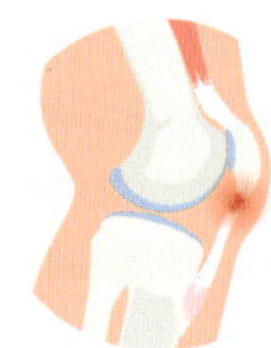

L'**arthrose** arrive en tête des complications ostéo-articulaires chez les patients vivant avec une obésité. Le genou et la colonne vertébrale sont les zones les plus touchées, et la douleur chronique qui en résulte influence fortement la qualité de vie de ces personnes.

Contrairement à l'idée reçue selon laquelle l'arthrose serait due uniquement à la surcharge pondérale qui exerce une pression sur les articulations, il est aujourd'hui reconnu que l'inflammation du tissu adipeux joue un rôle important dans l'apparition de cette pathologie, car ce tissu libère des messages inflammatoires dans le tissu ostéo-articulaire.

L'obésité favorise également la **goutte**. Elle est secondaire à une augmentation du taux d'acide urique sanguin, corrélé au tour de taille important. Il s'agit d'une maladie inflammatoire des articulations qui gonflent et deviennent rouges, chaudes et douloureuses.

Par ailleurs, une carence en vitamine D (vitamine essentielle à nos os) est très souvent constatée chez les patients en situation d'obésité, ce qui entraîne une **fragilité du tissu osseux**.

Le réseau veineux et le réseau lymphatique

L'obésité a des conséquences sur le retour veineux. Elle peut notamment provoquer une **atteinte inflammatoire des tissus veineux** et le **dysfonctionnement des molécules qui entrent en jeu dans la coagulation** (ce qui augmente le risque de formation de caillots sanguins dans certaines veines des membres et des poumons). L'insuffisance veineuse peut se traduire par une sensation de jambes lourdes, des crampes, des fourmillements et des douleurs.

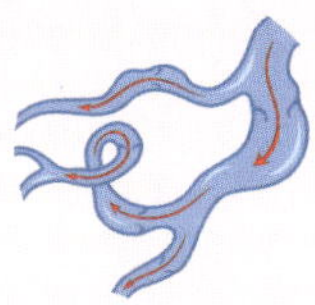

En ce qui concerne le réseau lymphatique, il y a un risque accru de **lymphœdème**. Cette maladie se manifeste par un gonflement persistant d'un membre (jambe ou bras) lié à un mauvais fonctionnement des vaisseaux lymphatiques. Ceux-ci n'arrivent plus à drainer correctement la lymphe, qui s'accumule alors dans les tissus sous-cutanés, notamment au niveau des pieds et des chevilles.

Le cerveau

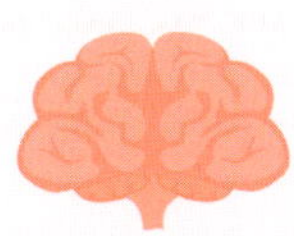

On connaît aujourd'hui plusieurs atteintes du cerveau en lien avec l'obésité : ainsi, l'inflammation du tissu cérébral peut jouer dans le développement de maladies comme **Alzheimer**, mais aussi dans celui des **troubles de la mémoire et de la concentration**.

Nous l'avons vu page 20, l'excès de masse grasse peut également altérer les messages de faim et de satiété que le corps envoie au cerveau.

En cas d'obésité abdominale, on constate souvent une autre atteinte du cerveau : l'**hypertension bénigne intracrânienne** (HTIC). L'excès de poids peut augmenter la pression du liquide dans le crâne, entraînant des maux de tête et des vertiges. Comme mentionné précédemment, l'obésité augmente par ailleurs le risque de survenue d'AVC.

Sur le plan psychologique, l'obésité peut accroître le risque de **troubles anxieux et dépressifs.** L'origine de ces troubles se trouverait dans un fonctionnement anormal de certains messages de l'humeur (voir page 51) : sérotonine, dopamine, adrénaline, noradrénaline, cortisol, etc.

Le système digestif

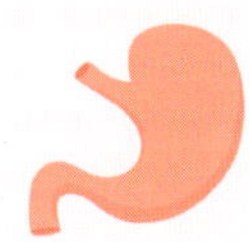

Les conséquences digestives de l'obésité concernent surtout le **reflux d'acidité gastrique** (brûlures d'estomac), les **calculs biliaires** (petits cailloux dans la vésicule biliaire) et la **constipation chronique**.

Nous avons abordé en page 22 le rôle du microbiote dans les causes de l'obésité, mais il faut savoir que l'obésité influence à son tour le microbiote : l'inflammation engendre un **déséquilibre entre les différentes bactéries** de l'intestin, ce qui peut entretenir le phénomène de prise de poids.

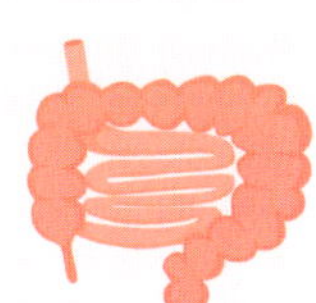

La peau

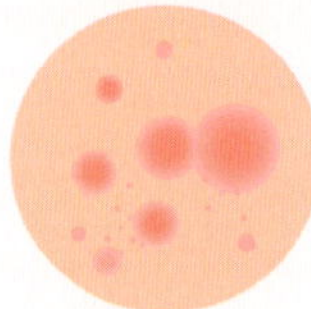

L'obésité affecte la santé de la peau de différentes manières. Les personnes souffrant d'obésité rapportent des **irritations des plis cutanés** à l'endroit des frottements (sous les seins, à l'intérieur des cuisses...), qui peuvent conduire à des mycoses (infections dues à des champignons) ou à des infections bactériennes.

L'inflammation secondaire à l'excès de cellules graisseuses favorise également les maladies comme l'**acné** et peut entraîner des **troubles de la cicatrisation**.

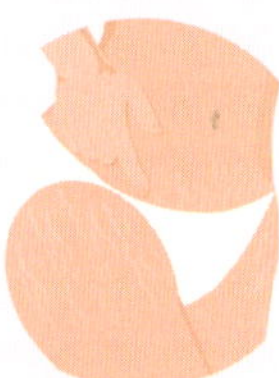

L'étirement de la peau à la suite d'une prise de poids laisse par ailleurs des traces que l'on appelle « **vergetures** ». Elles apparaissent souvent à la suite d'une expansion rapide de la peau qui, parce qu'elle ne peut pas s'étirer assez vite, subit des microdéchirures dans le derme. Ces lésions prennent d'abord une teinte rougeâtre ou violette (phase inflammatoire), puis deviennent blanches. Les zones les plus touchées sont l'abdomen, les cuisses et les bras, là où la tension mécanique est la plus forte.

Enfin, l'obésité peut mener à un trouble de pigmentation de la peau : l'**acanthosis nigricans**. Il s'agit d'un épaississement et d'un assombrissement de la peau au niveau des grands plis (cou, aisselles et aines). Cette dermatose est due à une croissance anormale des cellules cutanées, en raison d'une stimulation excessive des récepteurs d'insuline dans la peau.

Le système immunitaire

De façon globale, le corps rencontre des difficultés à faire face à l'inflammation de certains tissus, entraînant une **moins bonne réponse immunitaire** aux agressions.

L'accumulation de tissu adipeux influence également la sécrétion de diverses hormones et peut **favoriser la croissance de cellules cancéreuses**. D'après l'Institut national du cancer, les parties du corps pour lesquelles l'obésité est associée à un risque accru de développer un cancer sont la bouche, le larynx, le pharynx, le tube digestif (de l'œsophage au rectum), les ovaires, les seins, l'utérus, les reins, la prostate, le foie, le pancréas et la vésicule biliaire.

Le **dépistage** est une arme clé pour prévenir et détecter tôt certains cancers. Cette approche préventive est essentielle. Ainsi, il est important d'informer les patients que l'obésité est un facteur de risque pour de nombreux types de cancers et d'envisager avec eux des mesures de dépistage selon l'âge ainsi que les antécédents familiaux et personnels. Parmi ces mesures figurent la coloscopie (pour prévenir le cancer colorectal), la palpation des seins, la mammographie, le frottis du col de l'utérus, etc.

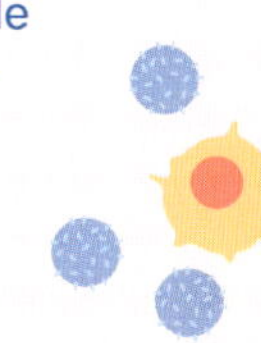

Ne pas confondre lipœdème et obésité

Le lipœdème (ou lipodystrophie), longtemps méconnu, toucherait 1 femme sur 10. Cette atteinte s'installe progressivement, dès la puberté, dans un contexte de **prédisposition génétique**. Il ne faut pas la confondre avec l'obésité, car le lipœdème peut survenir **sans contexte d'obésité**. Néanmoins, un bon nombre de patientes en situation d'obésité en souffrent.

Le lipœdème fait suite à une **accumulation anormale de tissu graisseux** sous la peau au niveau des bras et des jambes (des fesses jusqu'aux chevilles). Le tissu graisseux sous-cutané est alors chargé en eau entre les cellules, ce qui lui confère un aspect caractéristique : **de petites boules très sensibles au toucher**. En plus d'une sensibilité accrue des membres concernés, les patientes rapportent une souffrance d'ordre esthétique et psychologique.

Il existe souvent un **retard de diagnostic** de cette maladie, car les patientes et certains soignants pensent à tort que seul un régime restrictif permet de résoudre le problème.

Aujourd'hui, le lipœdème trouve des solutions dans des approches médicales spécifiques (drainage des membres, contention élastique...) ou chirurgicales (réduction du volume du tissu adipeux sous la peau par aspiration, etc.), que l'on accompagne d'une hygiène de vie saine.

LE RETENTISSEMENT SOCIAL ET PSYCHOLOGIQUE DE L'OBÉSITÉ

Force est de constater qu'on s'interroge rarement sur ce qui a pu arriver à une personne qui vit avec une obésité. Pourtant, outre la stigmatisation et la discrimination déjà mentionnées (voir pages 31-37), de nombreux obstacles se dressent devant les personnes en situation d'obésité, ce qui entrave leur bien-être – parfois dès l'enfance, quand la maladie est survenue tôt. Beaucoup d'aspects de leur quotidien se voient fragilisés.

L'impact social

Si l'obésité s'est installée dans l'enfance, elle impose à l'individu de grandir et **d'évoluer avec le regard des autres, les remarques, les moqueries, voire les insultes**. De vivre en se sentant **limité dans les activités sportives et les loisirs** (parce qu'il faut se mettre en maillot à la piscine ou en vêtement moulant dans une salle de sport, parce que les sièges sont trop étroits au cinéma, etc.).

Comme le relate le Dr Jean-Michel Lecerf (chef de service en nutrition de l'Institut Pasteur de Lille), tout le monde donne son avis sur une personne en surcharge pondérale (*Le surpoids, c'est dans l'assiette ou dans la tête ?*, 2019). Ainsi, les personnes en surpoids ou en situation d'obésité sont souvent jugées sur leurs choix alimentaires, que ce soit à la cantine, lorsqu'elles font leurs courses ou si elles se tiennent devant la vitrine d'une pâtisserie.

Ces interactions traumatisantes se poursuivent tout au long de la vie : le risque est l'**isolement social**. Le rejet et les discriminations altèrent les relations – amicales, amoureuses, familiales et professionnelles.

Nous l'avons vu (voir page 35), sur le plan professionnel, la discrimination (à l'embauche ou en matière d'évolution professionnelle) peut entraîner un **cercle vicieux de précarité financière**, qui risque d'accroître la prise de poids et la sédentarité.

Le retentissement sur les relations amoureuses et sexuelles

Le fait d'être en surcharge pondérale a généralement une incidence sur les relations amoureuses et sexuelles. Les raisons vont être à la fois d'ordre psychologique et physique.

Le surpoids modifie l'image corporelle, souvent **source de complexes** et d'une **baisse de l'estime de soi**. Ce manque de confiance peut entraîner une certaine **réticence à se montrer vulnérable**, limitant l'accès aux relations amoureuses et sexuelles. Certaines personnes peuvent avoir plus de difficulté à s'investir dans une relation intime par **peur du rejet ou du jugement**.

On comprend aisément qu'il soit compliqué, pour ceux qui rejettent leurs corps, de se dévêtir et de **se montrer sans la protection des vêtements :** l'expérience de la nudité est très difficile quand il existe un **sentiment de honte**. Par ailleurs, une mauvaise image de son corps peut entraver l'accès au plaisir, car il peut être **plus difficile de lâcher prise** pendant l'étreinte.

D'un point de vue physiologique, l'obésité est liée à des troubles hormonaux et à des maladies chroniques qui peuvent compliquer la sexualité, en rendant les **rapports parfois inconfortables ou douloureux**.

Les études montrent que « la qualité de vie sexuelle est de façon générale détériorée chez la personne obèse » et qu'il existe « un manque d'entrain aux activités sexuelles, un manque de désir, une baisse des performances ainsi qu'un évitement des rapports[17] ». Ces conséquences sont observées aussi bien chez les hommes que chez les femmes.

Les répercussions psychologiques

Les conséquences psychologiques peuvent être dévastatrices, allant de l'anxiété aux troubles du sommeil jusqu'au syndrome dépressif. Le comportement alimentaire peut être également affecté par ces troubles psychologiques.

ANXIÉTÉ ET DÉPRESSION

Des études scientifiques révèlent que les adultes en situation d'obésité ont un **risque accru de 23 à 36 % de développer une humeur dépressive** par rapport aux personnes non obèses[18]. Plusieurs facteurs expliquent l'instauration d'un trouble psychique.

Tout d'abord, la perception négative de l'image du corps, entretenue par le diktat de la minceur, et la discrimination des corps gros peuvent aggraver la faible estime de soi.

Ensuite, sur un plan purement biologique, il existe un **dysfonctionnement des hormones et des messagers qui régulent l'humeur** (les neurotransmetteurs) dû à l'accumulation de tissu graisseux. Si tous les mécanismes ne sont pas encore bien connus, nous savons aujourd'hui que le taux de **cortisol** sanguin (hormone du stress) est augmenté chez les personnes en situation d'obésité, ce qui les rend plus enclines à développer de l'anxiété ou des symptômes dépressifs. D'autres régulateurs de l'humeur jouent un rôle important dans la santé mentale : la **sérotonine** (hormone du bonheur) et la **dopamine** (qui a un rôle clé dans le plaisir, la motivation et la récompense) sont moins bien perçues par le cerveau, tandis que la **noradrénaline** (hormone du stress et de l'éveil) trouverait son taux augmenté.

D'autres facteurs, comme la prédisposition génétique et l'inflammation chronique, favorisent par ailleurs la dépression.

TROUBLES DU SOMMEIL

Outre l'apnée du sommeil corrélée au tissu adipeux (voir page 45), les personnes atteintes d'obésité souffrent de **difficultés à l'endormissement**, de **réveils nocturnes** ou encore d'**insomnies**.

De nombreux chercheurs ont tenté d'établir le lien de causalité entre obésité et sommeil. Il en ressort que le sommeil a pour fonction de « conserver l'énergie » pour réparer des tissus, favoriser la croissance, etc. Or, au vu de la capacité accrue de stockage de masse grasse chez la personne souffrant d'obésité, le corps n'a pas forcément « besoin de sommeil » pour économiser de l'énergie[19].

Ces réveils nocturnes peuvent engendrer un trouble du comportement alimentaire appelé NES (night eating syndrome) : les personnes, réveillées, consomment de la nourriture pour s'apaiser et retrouver le sommeil, ou bien pour lutter contre la fatigue grâce à l'énergie que le corps tire des aliments.

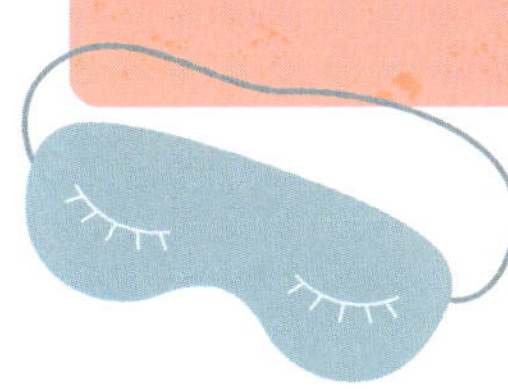

Le manque de sommeil induit-il l'obésité ou l'obésité est-elle à l'origine d'un mauvais sommeil ?

Une nuit de sommeil est composée de quatre à six cycles d'environ 90 minutes chacun, entrecoupés de phases de semi-éveil. Chaque cycle comprend quatre phases : **endormissement, sommeil léger, sommeil profond et sommeil paradoxal**. Les rêves surviennent principalement pendant la phase de sommeil paradoxal (appelée également REM, pour Rapid eye movement).

Le sommeil favorise la détente et la récupération musculaire tout en permettant le stockage et l'organisation des nouveaux apprentissages et nouvelles informations cérébrales, la fabrication de l'hormone de croissance chez les enfants ainsi que la réparation des tissus.

Le lien entre sommeil et obésité est complexe. **Les deux s'influencent mutuellement**.

D'une part, mal dormir ou ne pas dormir assez amène à manger plus, car les hormones de la faim (voir page 20) sont alors déréglées : notre corps produit **plus de ghréline** (qui stimule l'appétit) et **moins de leptine** (qui signale la satiété).

D'autre part, l'obésité peut perturber le sommeil, notamment par l'apnée du sommeil. Des pauses respiratoires ou une moins bonne oxygénation du sang pendant la nuit fractionnent le sommeil. Les phases de sommeil profond et de sommeil paradoxal sont ainsi troublées, **altérant la mémoire et l'humeur**, et **diminuant l'énergie** le jour suivant.

Ainsi, un cercle vicieux peut s'installer, dans lequel **un mauvais sommeil favorise la prise de poids et l'obésité aggrave les troubles du sommeil.**

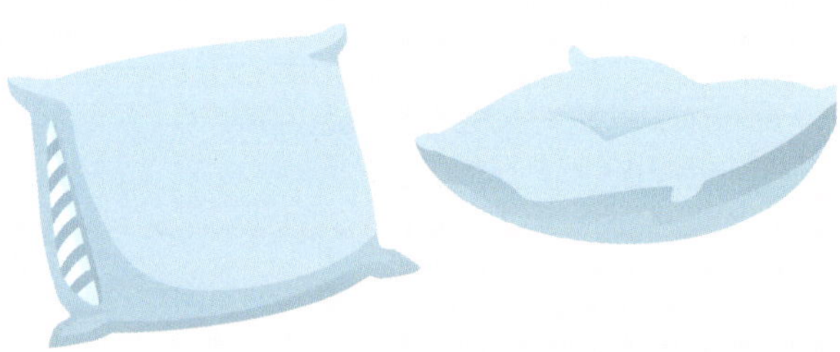

ALIMENTATION ÉMOTIONNELLE ET COMPULSIONS ALIMENTAIRES

L'alimentation émotionnelle est une régulation naturelle des émotions négatives ou positives, mais elle peut être révélatrice d'un trouble de compulsion alimentaire, voire d'hyperphagie boulimique.

Les neurosciences se penchent sur la relation entre les stimuli sur certaines zones du cerveau et le comportement alimentaire des personnes en situation d'obésité. Les recherches vont dans le sens d'une modification des neuromédiateurs. Elle peut être génétique ou acquise : les messagers de l'humeur, notamment la sérotonine et la dopamine, peuvent être moins bien sécrétés, altérant ainsi le système de la récompense et la voie du plaisir alimentaire. De plus, dans un contexte d'obésité, il existe un mauvais fonctionnement des hormones de la faim, ce qui peut renforcer des prises alimentaires désorganisées.

L'**alimentation émotionnelle** consiste à **manger pour faire face à ses émotions** : la personne cherche du réconfort dans la nourriture pour satisfaire son système de récompense, par exemple, se faire plaisir avec un dessert gourmand après une journée difficile. C'est occasionnel et cela ne perturbe pas la relation avec la nourriture.

En revanche, l'**alimentation compulsive pathologique**, ou **impulsivité alimentaire**, implique des épisodes fréquents de suralimentation, où la personne peut être dans un moment de perte de contrôle frénétique vis-à-vis de la nourriture. Les patients souffrant d'impulsivité alimentaire expliquent qu'ils mangent selon une émotion négative ou positive : lorsqu'ils s'ennuient, sont stressés, en colère ou même joyeux.

Le diagnostic d'**hyperphagie boulimique** s'établit sur les critères suivants (DMS-V) :

- survenue d'épisodes récurrents d'hyperphagie incontrôlée, c'est-à-dire de prises alimentaires largement supérieures à la moyenne ;
- association de trois (ou plus) caractéristiques suivantes concernant la prise alimentaire :
  - elle se déroule dans un intervalle de temps court ;
  - elle n'est pas induite par une sensation physique de faim ;
  - elle peut aller jusqu'à un inconfort abdominal marqué ;
  - elle est isolée, en lien avec la honte des quantités ingérées ;
  - elle est associée à un dégoût, de la déprime, de la culpabilité ;
  - elle est associée à une détresse psychologique ;
  - avec une fréquence moyenne d'au moins 1 fois par semaine pendant au moins 3 mois consécutifs ;
  - sans comportement compensatoire (c'est-à-dire sans vomissements, sans prise de laxatifs, sans période de jeûne ou hyperactivité physique).

Les signes d'appel devant faire penser à une hyperphagie boulimique sont une prise de poids importante et une personnalité impulsive.

Lorsqu'un trouble du comportement alimentaire survient, une fois l'effet d'apaisement temporaire passé, les personnes décrivent un sentiment de culpabilité et un retour d'émotions, souvent avec plus d'intensité, ce qui crée un cycle de frustration. Ce comportement compulsif perturbe la relation avec la nourriture, en la transformant en un outil de gestion émotionnelle. Pourtant, ce n'en est pas un. Vous trouverez page 84 des conseils pour faire face aux accès de compulsions alimentaires.

PARTIE 4
LES SOLUTIONS

À l'échelle sociétale, chercher et trouver des solutions a été une étape essentielle dans la reconnaissance de l'obésité en tant que maladie, même si les autorités sanitaires ne lui ont pas encore accordé officiellement ce statut. Les recherches scientifiques ne sont d'ailleurs pas terminées.

À l'échelle individuelle, l'acceptation de la maladie passe par la prise de conscience que ces solutions existent. Elles se doivent toutefois d'être adaptées à chaque personne en situation d'obésité.

VERS UNE MÉDECINE PERSONNALISÉE

Tous les patients ont le droit à une **prise en charge personnalisée**, fondée sur leur histoire et leur vécu. Les professionnels doivent chercher et **comprendre les causes et les conséquences de la maladie** sur chacun de leurs patients.

Comme énoncé auparavant, toutes les personnes avec un IMC supérieur à 30 n'ont pas besoin d'être prises en charge par un professionnel de santé. Cette prise en charge ne sera nécessaire que s'il existe des atteintes médicales ou psychologiques associées.

Il serait réducteur de penser que la solution à l'obésité se résume à la perte de poids. Il s'agit plutôt d'un ensemble d'actions d'accompagnement qui peut induire une réduction pondérale *in fine*. Néanmoins, cette réduction pondérale ne doit pas être l'unique but à atteindre.

« En sachant que l'expérience nous montre qu'en termes de poids, il n'y a que trois objectifs : ne pas nuire en aggravant (par des régimes intempestifs), ne plus grossir, c'est-à-dire maintenir son poids, et, enfin, souvent se contenter d'une perte de poids de 5 à 10 %, qui améliore déjà considérablement la santé. Le plus souvent, tout ceci est atteignable », explique le Dr Jean-Michel Lecerf (*Le surpoids, c'est dans l'assiette ou dans la tête ?*, 2019).

Étant donné que l'obésité est liée à l'accumulation de tissu graisseux, il est plus judicieux de fixer un objectif de perte de masse grasse (ou de réduction du tour de taille) plutôt que de kilos. Par ailleurs, **rechercher le bien-être ou le mieux-être, que ce soit dans le corps ou dans la tête, est primordial** avant d'entamer un éventuel traitement médicamenteux ou chirurgical qui viserait à « sortir » de l'obésité.

Mon exercice de médecin ne consiste pas à ce que tous mes patients aient un IMC en dessous de 25, d'une part au vu des limites de cette mesure, et d'autre part, car bon nombre de personnes peuvent être en bonne santé malgré leur surcharge pondérale sur le plan médical.

Quelles solutions peuvent être apportées ? Les remèdes sont à adapter en fonction de la demande et de la souffrance ressentie par chacun. Car, au même titre qu'on pourrait parler non pas « de l'obésité » mais « des obésités », chaque personne est unique : le bon traitement est celui qui lui correspond, qu'il soit d'ordre comportemental, médical ou chirurgical.

ÊTRE EN « BONNE SANTÉ », ÇA VEUT DIRE QUOI ?

D'après l'OMS, il s'agit d'« un état complet de bien-être physique, mental et social, [qui] ne consiste pas seulement en une absence de maladie ou d'infirmité ».

LA PRISE EN CHARGE COMPORTEMENTALE

Voici les quatre piliers de la prise en charge comportementale de l'obésité : **se nourrir en se faisant plaisir, repenser l'activité physique, mieux dormir et renforcer le bien-être mental**.

Se nourrir avec plaisir

Faire fonctionner son corps, c'est avant tout se nourrir de macronutriments (glucides, protéines, lipides) et de micronutriments (vitamines, oligoéléments, minéraux) ainsi que s'hydrater avec de l'eau.

LES PRINCIPES D'UNE ALIMENTATION ÉQUILIBRÉE

Une alimentation équilibrée consiste à **varier ses apports** et à **les adapter selon ses besoins** (croissance, grossesse, fatigue, sport, maladie, etc.). C'est aussi consommer des **aliments riches en nutriments, peu ou non transformés** (adopter une cuisine maison et éviter les plats industriels).

Une alimentation équilibrée est semblable à une construction solide : **chaque aliment apporte un élément essentiel à la stabilité et à l'harmonie de l'ensemble.** C'est un subtil équilibre entre les nutriments qui permet au corps de bien fonctionner.

- **Légumes** : il est recommandé de varier les couleurs en privilégiant les légumes verts. Les légumes constituent **la moitié de l'assiette**. Ils apportent fibres, vitamines et minéraux. Les fibres modifient le transit et diminuent l'absorption du gras et du sucre au niveau du bol alimentaire.
- **Féculents** : ce sont les produits céréaliers (le blé, le riz, les pâtes, le boulgour, la semoule...), les pommes de terre, les légumineuses (les lentilles, les pois chiches...), le sarrasin, etc. À consommer à tous les repas en privilégiant ceux à faible index glycémique (voir page 60). Ils constituent **un quart de l'assiette**. Les féculents donnent de l'énergie sur la durée, permettent d'avoir des repas rassasiants et ainsi d'éviter les fringales. **Ils jouent aussi un rôle clé dans la constitution du stock de glycogène** (voir ci-contre) et limitent les variations de glycémie, réduisant ainsi le stockage de masse grasse.

QU'EST-CE QUE LE GLYCOGÈNE ?

Il s'agit d'une forme de stockage des glucides dans le corps, localisée surtout dans le foie et les muscles, où il sert de réserve énergétique rapidement mobilisable. Lorsqu'un besoin en glucose se fait sentir (par exemple pendant un effort ou entre deux repas), le glycogène est dégradé en glucose pour maintenir la glycémie ou alimenter les muscles en énergie.

- **Aliments protidiques** : les protéines (végétales et animales) non transformées sont à privilégier. Les aliments protidiques constituent **un quart de l'assiette équilibrée**. Ils induisent une prise de masse maigre, ce qui est crucial pour maintenir un métabolisme actif et favoriser une perte de masse grasse. Les protéines jouent un rôle essentiel dans les processus de réparation des tissus et dans le fonctionnement du système immunitaire. Elles contribuent également à la satiété, aidant à réduire les fringales entre les repas.

  Il est conseillé de consommer **4 fois par semaine de la viande** (dont au maximum 2 fois de la viande rouge et 1 fois du porc, de l'agneau ou du mouton), **3 fois par semaine du poisson** (dont 1 seule fois du poisson gras) et **6 à 8 œufs**. Pour les non-végétariens, par semaine, il est recommandé que 10 repas soient composés de protéines animales et qu'au moins 4 soient végétariens (en dehors du petit déjeuner).

QUATRE ALIMENTS RICHES EN PROTÉINES

- *100 g de blanc de poulet : 28 g de protéines*
- *100 g d'œuf (environ 2 œufs) : 14 g de protéines*
- *100 g de fromage frais type petit-suisse : 9 g de protéines*
- *100 g de lentilles cuites : 10 g de protéines*

Source : Ciqual

- **Fruits (bruts et non transformés) : 2 à 3 portions de fruits par jour sont recommandées.** Une portion de fruits frais apporte des fibres, des antioxydants, des vitamines, qui soutiennent l'immunité et favorisent la digestion. Il est conseillé de consommer les fruits entiers, car les jus de fruits et les compotes contiennent plus de sucres libres, ce qui élève plus facilement la glycémie.
- **Matières grasses et produits laitiers** : les matières grasses sont des nutriments essentiels pour l'organisme. Elles apportent de l'énergie et favorisent l'absorption de vitamines, participant ainsi à la construction cellulaire. Les produits laitiers apportent principalement du calcium, de la vitamine D et des protéines.

D'après le PNNS (Programme national nutrition santé), il est conseillé de consommer **2 produits laitiers par jour**, nature et non sucrés. 1 portion = 200 ml de lait demi-écrémé en boisson, 1 yaourt (125 g) ou 30 g de fromage.

Matières grasses : 10 g de beurre par jour et 1 cuillerée à soupe d'huile par repas ainsi que 25 g d'oléagineux et graines par jour.

- **Eau** : il est recommandé de boire 1,5 l à 2 l par jour.

Composition d'une assiette équilibrée et indicateurs de fréquence

Aliments protidiques

Viande : **4 fois** par semaine
Poisson : **3 fois** par semaine
6 à 8 œufs par semaine
Protéines végétales : au moins
2 fois par semaine

Légumes

Au moins
3 différents
par jour

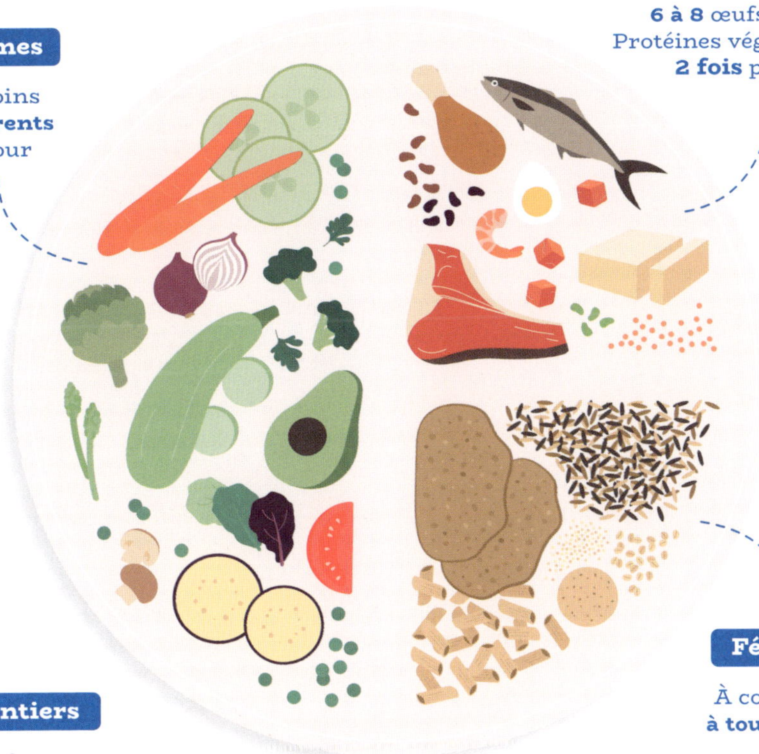

Féculents

À consommer
à tous les repas

Fruits entiers

2 à 3 portions
par jour
(portions de la taille
d'un poing fermé)

Matières grasses et produits laitiers

10 g de beurre par jour
1 c. à soupe d'huile par repas
25 g d'oléagineux et graines par jour
2 produits laitiers par jour

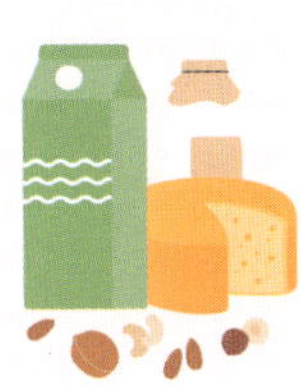

Eau

1,5 à 2 l
par jour

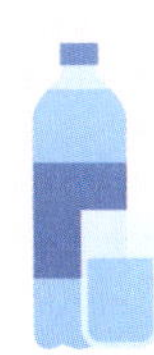

Un IG bas, ça veut dire quoi ?

L'index glycémique (IG) représente la **capacité d'un aliment glucidique** (fruits, confiseries, féculents, légumineuses, etc.) **à faire augmenter plus ou moins le taux de sucre** dans le sang (glycémie) après leur ingestion.

L'IG d'un aliment est référencé par rapport à une mesure standard : celle du glucose, dont l'index a été arbitrairement fixé à 100. Leur classement varie de 0 à 100 (voire 110 selon certaines tables de référencement).

Glycémie après l'ingestion d'aliments à IG faible, moyen et élevé

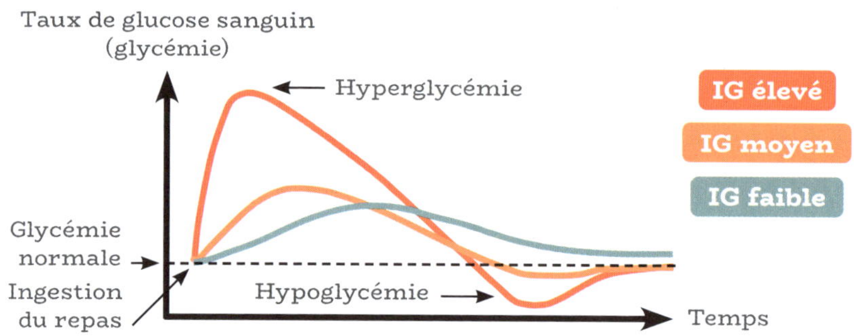

On distingue les aliments à IG élevé et à IG bas. L'IG bas se divise lui-même en deux catégories : IG faible et IG moyen. Voici les valeurs pour chacune de ces catégories :

IG élevé : supérieur à 60

IG moyen : entre 30 et 60

IG faible : en dessous de 30

L'IG d'un aliment dépend de sa transformation (s'il est réduit en purée, consommé avec la peau, etc.), de sa maturité (pour un fruit) et de sa cuisson (par exemple, on observe une différence entre une carotte crue et une carotte cuite).

Plus l'IG d'un aliment est faible, moins il provoquera d'élévation du taux de sucre dans le sang. Inversement, la consommation d'aliments dont l'IG est élevé entraîne une forte augmentation de la glycémie.

L'ingestion d'un aliment à IG élevé a pour conséquence une **sécrétion d'insuline**, qui va faire baisser la glycémie en faisant rentrer le sucre dans les cellules des muscles et du foie. **Cette baisse rapide du taux de sucre conduit, elle, à des fringales.** Au contraire, **consommer des aliments à IG bas prolonge la satiété** : la faim se manifeste plus tard, car l'énergie est libérée progressivement dans l'organisme.

Exemples d'index glycémique :

Abricot : 30
Amande : 15
Avocat : 10
Banane mûre : 60
Brocoli : 15
Carotte crue : 30
Carotte cuite : 85
Haricots verts : 30
Lentilles vertes : 25
Litchi : 60
Orange : 35
Pain blanc : 85
Pain complet : 65
Patate douce : 50
Pâtes complètes : 40
Pomme : 35
Pomme de terre au four : 90
Quinoa : 35
Raisin : 45
Raisins secs : 65
Riz basmati : 50

Pour rappel, l'index glycémique ne tient pas compte des lipides ou des protéines : il ne concerne que le « sucre » des aliments.

Le sucre dans l'alimentation : les recommandations et les bons choix

Les glucides simples et complexes

Ce que l'on appelle couramment « sucre » correspond à un glucide simple, à distinguer d'un glucide complexe.

Un **glucide simple**, ou sucre simple, est composé soit d'une seule unité de sucre (c'est alors un **monosaccharide**, comme le glucose, le fructose et le galactose), soit de deux unités de sucre (c'est alors un **disaccharide**, comme le saccharose, le lactose et le maltose).

Un **glucide complexe**, ou polysaccharide, est composé de grosses molécules. L'amidon, par exemple, est un glucide complexe.

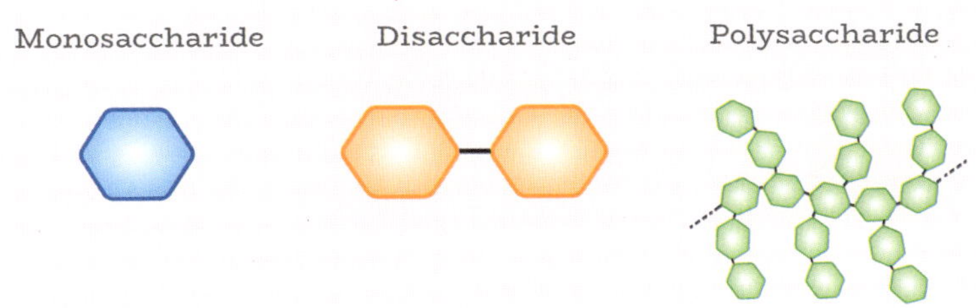

Les sucres simples et les sucres ajoutés

D'après le rapport sur les produits sucrés (2024) de l'Anses[20], voici la liste des sucres simples :

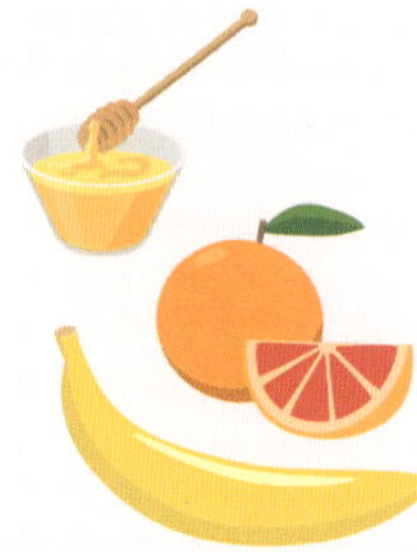

- **Le glucose** : il est présent dans la plupart des produits végétaux au goût sucré (fruits, miel, certains légumes, etc.), mais aussi à l'état libre dans les fluides biologiques (notamment le sang).
- **Le fructose** : il est très répandu dans la nature, dans les fruits en particulier et dans beaucoup de légumes. Il est également présent dans l'inuline de racines ou les tubercules de certaines plantes (artichaut, oignon, chicorée, topinambour, etc.).
- **Le saccharose** (le « sucre de table » dans le langage courant) : il se compose d'une unité de glucose liée à une unité de fructose. Le saccharose est le sucre de référence pour définir le pouvoir sucrant des sucres, polyols et édulcorants intenses.
- **Le lactose et le galactose** : ce sont des sucres naturellement présents dans les produits laitiers.

Selon l'OMS, les **sucres libres** sont les monosaccharides (glucose, fructose, etc.) et les disaccharides (saccharose, etc.) ajoutés aux aliments et aux boissons par le fabricant, le cuisinier ou le consommateur (ils sont alors appelés « **sucres ajoutés** »), ainsi que les sucres naturellement présents dans le miel, les sirops, les jus de fruits et les jus de fruits à base de concentré.

Recommandations sur la consommation quotidienne de sucre

En 2016, l'Anses recommande de limiter la consommation quotidienne de sucres à **100 g au maximum (hors lactose et galactose)** et de **ne pas consommer plus d'une boisson sucrée** par jour dans cette limite[21].

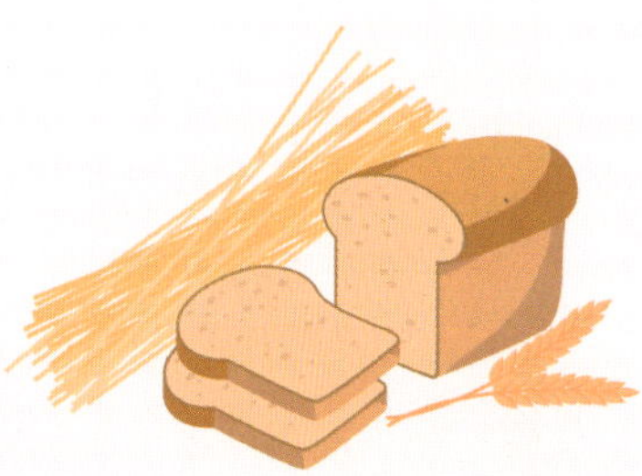

Selon l'OMS, il faut également **limiter les apports en sucres libres à 10 %** de l'apport énergétique total (soit environ 50 g), voire à 5 % (soit environ 25 g)[22].

Les lignes directrices de l'OMS ne concernent pas les sucres naturellement présents dans les fruits frais, les légumes frais et le lait, car à ce jour, aucune étude ne prouve qu'ils ont des effets nocifs.

Quelle quantité de sucre dans les aliments du quotidien ?

Voici quelques exemples concrets de la teneur en sucre d'aliments du quotidien :

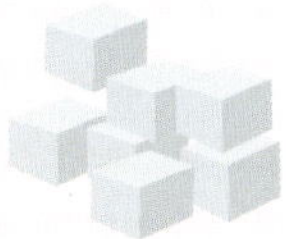

- 10 morceaux de sucre industriel (n° 4) : 50 g.
- 50 g de miel, soit 2 ½ cuillerées à soupe : 40 g environ.
- Glace ou crème glacée, bac ou pot (aliment moyen) : 25 g environ.
- Compote de pomme : 24,5 g environ.
- 25 g de fraises Tagada® : 22 g.
- Compote de pomme allégée en sucres : 15 g environ.
- 125 g de yaourt aromatisé aux fruits : 10 à 15 g, selon les fruits et les marques.
- Purée de pomme type compote sans sucres ajoutés : 11,5 g environ.
- 1 verre de 100 ml de jus d'orange (pur jus) : 9 g environ.
- 1 cappuccino Nescafé® (environ 180 ml préparé) : 9 g.

Les étiquettes des produits comportent deux éléments principaux : d'une part, la **liste des ingrédients** (classés par ordre décroissant selon leur présence dans l'aliment) et, d'autre part, les **valeurs nutritionnelles**.

Les différents types de sucres apparaissent dans la liste des ingrédients, tandis que la proportion totale de sucres (incluant sucres ajoutés et sucres naturellement présents) est précisée dans les valeurs nutritionnelles, à la ligne « dont sucres », sous « glucides ».

Le risque d'une consommation accrue de sucre

En France, notre consommation de sucres libres a été estimée à 53 g par jour en moyenne[23].

Les dernières enquêtes montrent que **41 % des adultes français sont au-dessus de cette moyenne** et que, chez certains, la consommation de sucres est supérieure aux recommandations.

L'Anses explique que « la consommation de sucres au-delà de certaines quantités présente des **risques pour la santé** par des effets directs sur la prise de poids, l'augmentation de la triglycéridémie (taux de lipides dans le sang) et de l'uricémie (taux d'urée dans le sang), ainsi que par des effets indirects sur le diabète de type 2 et certains cancers, maladies qui constituent actuellement des enjeux de santé publique majeurs[24] ».

LE CYCLE DE LA FAIM ET DE LA SATIÉTÉ

Comprendre le séquençage d'un repas aide à mieux écouter notre corps et à réguler notre prise alimentaire. Voici donc, pour rappel, le cycle de la faim et de la satiété :

1. **Signal de faim :** lorsque nos réserves en nutriments sont basses et que l'estomac est vide, ce dernier envoie un signal au cerveau pour indiquer que nous avons besoin d'énergie, et donc de manger.
2. **Consommation de nourriture :** lorsque nous mangeons, l'estomac se remplit et le corps commence à digérer les aliments. Les nutriments sont absorbés, et les molécules de gras et de sucre sont libérées dans le sang, ce qui fournit de l'énergie.
3. **Libération des hormones :** en réponse à l'absorption des nutriments, le corps sécrète des messagers qui indiquent au cerveau que nous avons assez mangé.
4. **Sensation de satiété :** ces signaux hormonaux réduisent la sensation de faim et augmentent celle du rassasiement, de satiété, qui nous pousse à arrêter de manger.
5. **Retour du signal de faim :** après un certain temps, l'estomac est de nouveau vide, et le niveau d'énergie diminue. Le cycle recommence.

DIFFÉRENCIER FAIM ET ENVIE DE MANGER

Quand on a faim, on se nourrit de ce que l'on a à disposition. Quand on a envie de manger, on a envie de quelque chose de spécifique.

Plusieurs stimuli peuvent susciter l'envie de manger en dehors du signal de faim : une bonne odeur devant une boulangerie, le manque de sommeil, l'ennui, l'inactivité, des émotions négatives (anxiété, colère, tristesse…), la désinhibition par la consommation d'alcool ou de drogues (cannabis), etc. Il est essentiel de **reconnaître ces stimuli**, afin de comprendre les mécanismes qui nous incitent à manger.

Nous avons vu que les signaux de faim sont perturbés si le corps accumule un excès de masse grasse (voir page 20). En effet, il se peut qu'une personne en situation d'obésité ne ressente ni la faim ni la satiété. Dans ce cas, il faut s'adresser à un professionnel de santé, qui évaluera si on peut **« rééduquer » le cerveau à être sensible à ces signaux**, ou bien si un traitement médicamenteux ou chirurgical est nécessaire.

L'ALIMENTATION EN PLEINE CONSCIENCE ET L'ALIMENTATION INTUITIVE

Une des méthodes de prise en charge du comportement alimentaire se fonde sur la **reconnexion de la personne aux sensations primaires de faim et de satiété**. Afin de retrouver ces signaux, les **thérapies de pleine conscience** sont proposées aux patients. Elles sont dispensées par des professionnels de santé formés, comme des médecins, des diététiciens, des psychologues, des sophrologues…

L'alimentation en pleine conscience, ou MB-EAT (Mindfulness-Based Eating Awareness Training), consiste à porter une attention particulière à son assiette en étant **pleinement présent dans l'action de manger**.

Les thérapies de pleine conscience nous viennent des méditations bouddhistes. Elles ont d'abord été expérimentées aux États-Unis avant d'être reconnues dans la pratique de la psychologie en France.

La pleine conscience est utilisée en psychologie de l'alimentation et en psychonutrition afin d'aider le patient à **retrouver un rapport sain à la nourriture**.

L'alimentation intuitive est complémentaire de l'alimentation en pleine conscience. Elle invite la personne à **écouter son intuition** face à la nourriture, en plaçant les ressentis au centre du repas et **en se faisant confiance sur sa capacité à manger ce qui est bon pour elle.**

Elle repose également sur l'observation des signaux de faim et de satiété, et permet de différencier la faim de l'envie de manger. Elle nous incite à mettre nos **cinq sens en éveil** lorsque nous mangeons : le goût bien sûr, mais aussi la vue (regarder les aliments), l'odorat (humer notre assiette), l'ouïe (écouter le croustillant et le croquant) et le toucher (sentir la texture).

Le lien entre le cerveau et l'assiette

Nos choix alimentaires sont influencés par des émotions, des habitudes et de la pression sociale. La **psychologie de l'alimentation** s'intéresse à ces aspects émotionnels et comportementaux. Elle propose des approches pour mieux écouter les signaux du corps (faim et satiété) et adopter une relation apaisée avec la nourriture.

La **psychonutrition**, quant à elle, étudie l'impact de notre alimentation et de notre façon de manger sur le bien-être mental. Elle montre que manger en pleine conscience des aliments riches en nutriments contribue à maintenir une bonne santé mentale et émotionnelle. C'est aussi ce qui permet de manger la quantité juste, celle qui correspond à nos besoins.

Dans nos modes de vie actuels, il nous arrive de passer à table sans avoir faim, de nous nourrir devant un écran, voire d'avaler un repas en moins de 15 minutes. Tous ces comportements parasitent l'action de manger. Cette action devrait commencer par le signal de faim, se poursuivre avec l'appétit et s'interrompre au signal de rassasiement.

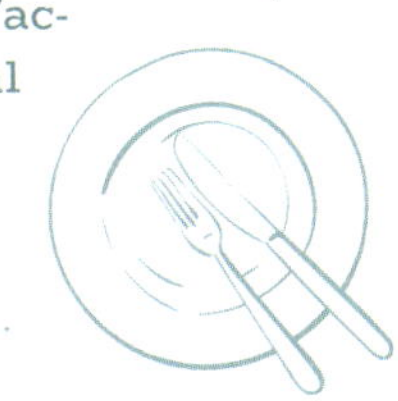

4 clés pour consommer un repas en pleine conscience

Manger au calme sans écran ni lecture

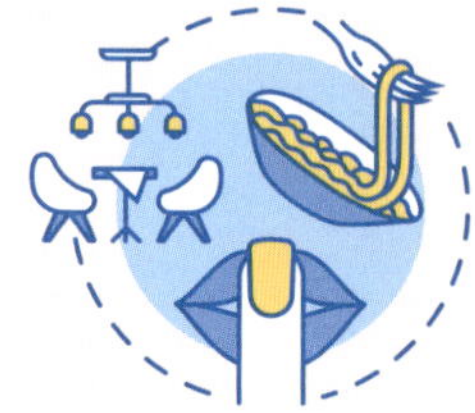

Il est important de consacrer au repas un temps pendant lequel aucune action ne peut venir perturber celle de manger. Nous pouvons ainsi profiter de nos cinq sens et laisser à notre cerveau la possibilité d'apprécier le repas, d'éprouver du plaisir à manger.

Prendre le temps de manger

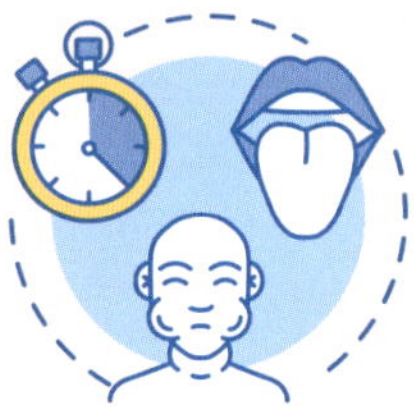

Afin de laisser le temps aux informations sensorielles et digestives de monter au cerveau, il est essentiel de manger lentement. Il est intéressant de s'exercer à poser la fourchette entre chaque bouchée et à mâcher (au moins 15 fois chaque bouchée). Cela permet à la satiété de se manifester. Le rassasiement est alors ressenti au bon moment. Idéalement, le temps de repas devrait être de 20 minutes au minimum.

S'arrêter de manger lorsqu'on n'a plus faim

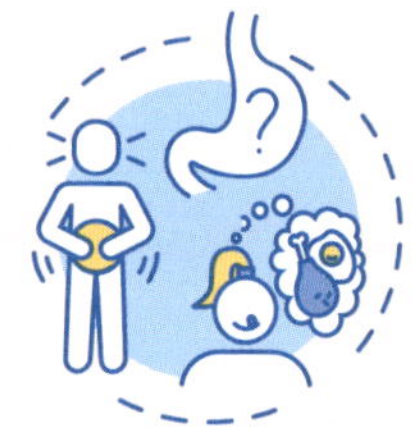

Quand nous sommes rassasiés, les messages envoyés au cerveau sont ceux de « l'arrêt de la faim ». En étant pleinement présents face à notre assiette, nous reconnaissons plus facilement le moment où nous atteignons ce rassasiement. Nos sensations internes sont en effet de bons indicateurs de l'arrêt de la faim.

Ne pas porter de jugement sur les aliments

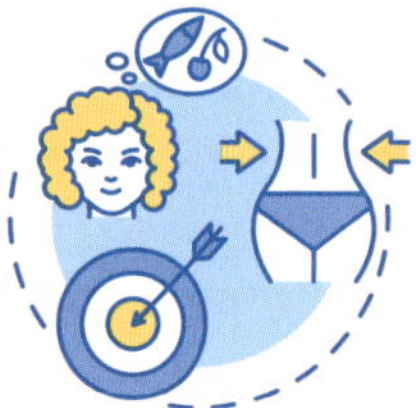

Savourer un repas en pleine conscience, c'est aussi manger sans que « la raison » entre en jeu. Nous choisissons ce que nous pensons être bon pour notre corps, sans poser d'étiquette sur l'aliment (« ça fait grossir », « c'est interdit », « c'est diet », « c'est permis », « c'est un écart »...). Ce moment favorise le plaisir, et non la culpabilité de manger.

RESSENTIR LE RASSASIEMENT

Mes patients me disent souvent que, pour eux, il est plus facile de définir le moment où ils ont faim que celui où ils sont rassasiés.

Certaines personnes ont le réflexe de manger au-delà de leur réelle faim, du fait de leur culture, d'une éducation marquée par l'injonction à finir son assiette ou encore du principe consistant à ne pas jeter ou gaspiller.

ÉVITER DE BOIRE PENDANT LE REPAS

Il est conseillé de ne pas boire en mangeant, mais de s'hydrater 30 minutes avant le repas, puis en fin de repas. En effet, boire de grandes quantités d'eau en mangeant peut diluer les sucs gastriques. L'estomac va alors se remplir, donnant temporairement l'impression de satiété. Cela peut fausser la perception de la quantité réelle de nourriture consommée.

Pour ressentir le rassasiement, il est important de :

- manger une assiette **avec les bonnes proportions** de légumes (moitié de l'assiette), de féculents (quart de l'assiette) et d'aliments protidiques (quart de l'assiette) ;
- d'être **attentif à ses sensations** au niveau de l'estomac.

Que faire s'il y a des restes ? Le but n'est évidemment pas de jeter de la nourriture. Pour aider à réduire le gaspillage alimentaire, des sites et applications antigaspi (Frigo Magic ou Save Eat, par exemple) proposent des solutions. Ils aident les consommateurs à **mieux gérer leurs courses en limitant les quantités achetées et à réaliser des recettes pour utiliser les restes.**

Pour ma part, il m'arrive très souvent de cuisiner une « quiche fin de frigo » avec des restes de légumes cuits (ratatouille par exemple), un morceau de fromage que je râpe, des saucisses du barbecue du dimanche non consommées, etc.

DES REPAS COMPLETS ET RASSASIANTS

Les repas complets et rassasiants sont le **secret de la stabilisation ou de la réduction de masse grasse** chez les personnes en surcharge pondérale.

Ils présentent plusieurs avantages :

- Gestion du poids : les repas rassasiants aident à manger la bonne quantité de nourriture et à éviter les grignotages inutiles entre les repas.
- Énergie soutenue : des assiettes rassasiantes assurent un apport énergétique constant tout au long de la journée. Cela contribue à éviter la fatigue.
- Satisfaction : un repas rassasiant procure une sensation de satiété et de satisfaction, ce qui améliore le bien-être global et réduit le stress lié à la faim.

Quels aliments pour un repas rassasiant ?

Voici une liste d'aliments qui non seulement comblent la faim, mais favorisent aussi une santé optimale et un bien-être durable :

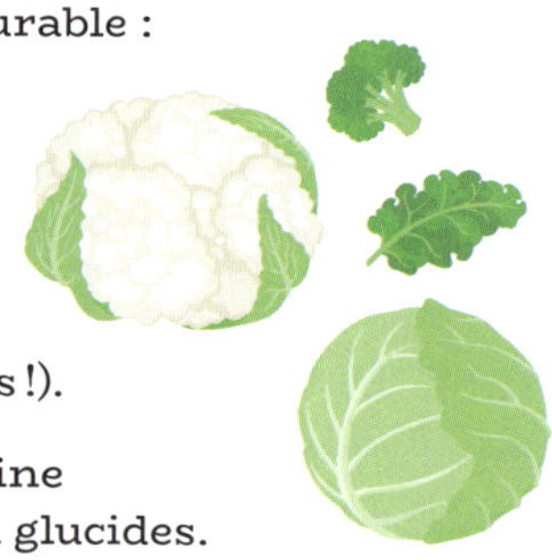

- **Les choux** (chou blanc, chou rouge, chou vert, brocoli, chou-fleur, chou kale). Riches en vitamines, antioxydants et fibres, les choux renforcent le système immunitaire et favorisent une digestion saine (s'ils sont tolérés !).
- **Le quinoa** : de la famille des féculents, cette graine est riche en protéines végétales, en fibres et en glucides.
- **Les légumineuses** (lentilles, pois chiches, haricots secs) : elles sont riches en fibres et en protéines.

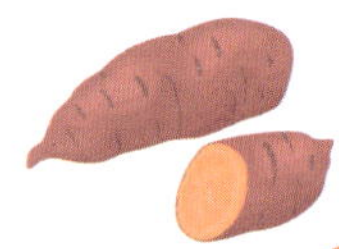

- **La patate douce** : elle est riche en glucides complexes qui favorisent une digestion lente.

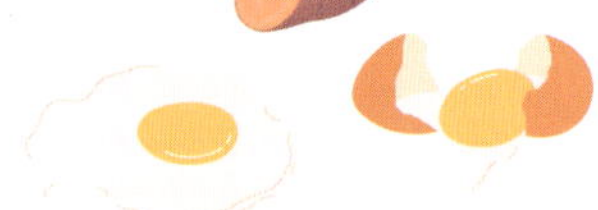

- **Les œufs** : ils sont une bonne source de protéines.

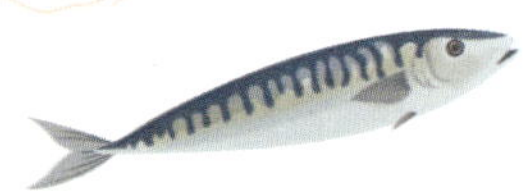

- **Les poissons gras** (sardines, maquereaux) : ils sont riches en protéines et en oméga 3.
- **Le yaourt à la grecque** : il est riche en protéines et faible en sucre.

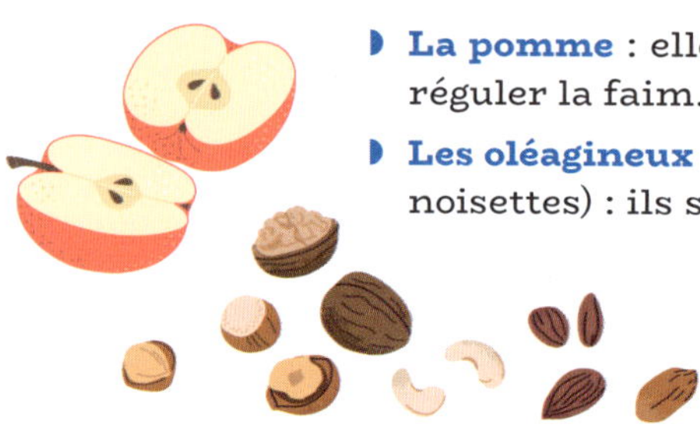

- **La pomme** : elle contient de la pectine, une fibre qui aide à réguler la faim.
- **Les oléagineux** (fruits à coque comme les noix, amandes ou noisettes) : ils sont source de bon gras.

Vous trouverez pages 94 à 163, des recettes de plats rassasiants qui contiennent les bonnes proportions de légumes, de féculents et d'aliments protidiques.

En dessert, il est conseillé de consommer **des fruits frais et des produits laitiers nature** lors de la plupart des repas.

LA RESTRICTION COGNITIVE

S'interdire fait grossir !
Restriction = frustration

Généralement, la première démarche entreprise quand on veut perdre du poids, c'est de se restreindre, de se priver, ce qui mène à du **contrôle** et souvent à de la **frustration**.

En psychonutrition, nous travaillons sur le comportement alimentaire et sur l'aspect psychologique, qui peuvent entraver la relation sereine qu'une personne entretient avec la nourriture.

Cercle vicieux de la restriction cognitive

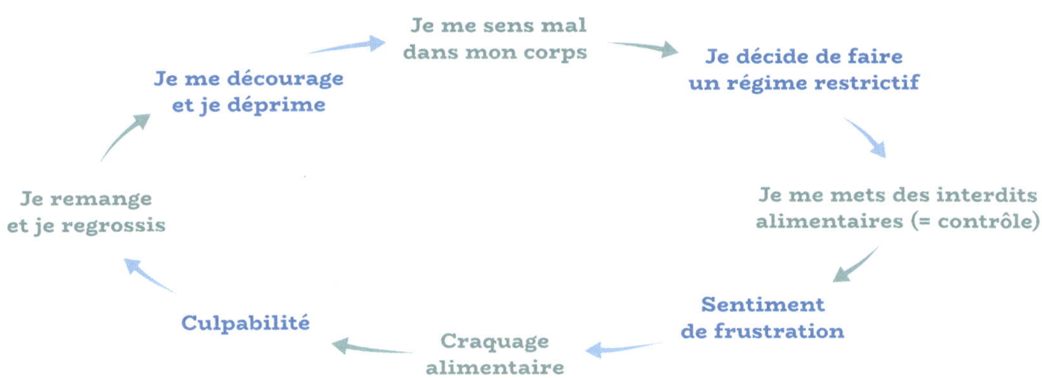

STOP AUX RÉGIMES RESTRICTIFS !

Dans mon exercice quotidien, j'ai très souvent en face de moi des patients qui ont lutté contre le poids toute leur vie. Ils ont essayé différents régimes plus ou moins restrictifs : ne consommer que des légumes, ne manger que du 0 %, surconsommer des protéines… Résultat : je les reçois aujourd'hui en situation de surcharge pondérale.

Ces régimes promettent souvent une perte de poids rapide et peuvent donc sembler attrayants à première vue. Pourtant, ils sont **loin d'être une solution durable** pour atteindre un poids bon pour sa santé. Bien au contraire, j'observe en consultation les **conséquences négatives** de ce genre de pratiques. L'accumulation des régimes restrictifs avec éviction de certains aliments peut conduire à des prises alimentaires désorganisées (grignotage, compulsions, hyperphagie boulimique, anorexie) ou à une orthorexie (obsession de manger sainement). Ces pratiques peuvent ainsi mener à de la frustration, de la fatigue, du mal-être, parfois même à des carences nutritionnelles importantes.

Plutôt que de penser privation ou restriction alimentaire, pourquoi ne pas envisager ce qu'il est « bon » de manger ?

LE RATIO 80/20, L'ÉQUILIBRE ENTRE PLAISIR ET SANTÉ ?

Je ne suis pas adepte du concept de « repas bonus », ou *cheat meal*, dans un programme hebdomadaire de diététique. Il s'agirait d'un « repas exceptionnel » au cours duquel « tous les excès sont permis ». Cette tendance, accentuée par les réseaux sociaux, revient à penser que tous les autres repas sont « malus », fades, sans saveur, ennuyeux et peu plaisants. De mon point de vue, planifier des « repas plaisir » où on « s'autorise » à manger ce que l'on veut est dangereux et **favorise une mauvaise relation avec la nourriture** : une relation dans laquelle il y a des **interdits alimentaires**.

S'il vous arrive de penser : « Est-ce que j'ai le droit de manger tel aliment ? », il serait intéressant de vous interroger sur votre rapport à l'alimentation.

En effet, si notre mode de fonctionnement alimentaire consiste à prévoir les moments de lâcher-prise, cela veut dire que, le reste du temps, on est dans le contrôle alimentaire, et donc pas dans le plaisir. Il me semble plus intéressant de parler d'« **aliments plaisir** » qui peuvent se glisser occasionnellement dans nos repas et qui ne seraient pas consommés dans un but purement nutritif. Cela peut concerner des produits qui apportent peu de fibres, qui n'ont pas d'index glycémique faible, etc.

Nous les choisissons parce que c'est festif, social, parce que tout simplement nous avons des envies spécifiques ou, parfois, nous n'avons pas le choix (cas du distributeur dans un aéroport). Dans ces moments-là, nous allons manger plus salé, plus gras, plus sucré.

Néanmoins, ce fonctionnement ne suffit pas à caractériser l'alimentation déséquilibrée. Ce qui nous fait basculer dans une alimentation déséquilibrée, c'est de **consommer trop souvent des aliments peu nutritifs**. C'est problématique, car, d'une part, comme ils n'apportent souvent pas un rassasiement suffisant, on mange plus. D'autre part, ils n'apportent pas ce qui est nécessaire (macro- et micronutriments) au corps pour son bon fonctionnement, et on risque donc de développer des maladies.

« **Notre alimentation n'est pas monocorde**, sans relief ; elle doit être éminemment souple et elle est donc variable. **Parfois l'on mange plus, parfois l'on mange moins.** Les circonstances extérieures et notre état interne sont à l'origine de ces variations… normales ! L'excès est en quelque sorte un débordement au milieu de cette fluctuation. Sa connotation négative vient du jugement moral. Soit un jugement moral de notre entourage ou de la société, soit un jugement moral qui vient de nous », souligne Jean-Michel Lecerf (*Le surpoids, c'est dans l'assiette ou dans la tête ?*, 2019). « **Seuls des apports régulièrement supérieurs aux dépenses peuvent faire prendre du poids.** Ceux-ci surviennent lorsque l'on continue systématiquement à manger alors que l'on est rassasié et lorsque l'on mange systématiquement alors que l'on n'a pas faim. »

Entretenir une relation saine et apaisée avec la nourriture vous évitera de faire des choix en fonction des aliments « autorisés » ou « interdits », cela vous permettra ainsi de retrouver du plaisir dans toutes vos assiettes.

Pour se faire aider, la meilleure option est celle d'un accompagnement par un professionnel de la diététique, de la nutrition et de la psychonutrition.

Par exemple, il est possible de faire un séjour en **centre diététique** afin d'être en immersion avec différents professionnels de santé du matin au soir. Très souvent, l'environnement et l'encadrement personnalisé permettent à la personne d'acquérir de nouvelles habitudes alimentaires, de se mettre en mouvement, de partager des objectifs similaires avec le groupe et, ainsi, d'être soutenue collectivement.

Prévention et obésité

Pour faire face au problème de santé publique majeur qu'est l'obésité, les professionnels de santé et l'État français ont mis en place diverses stratégies de prévention afin de promouvoir une alimentation équilibrée et des modes de vie sains.

Voici les principales initiatives :

Les 1000 premiers jours

Il a été démontré que les 1000 premiers jours de la vie d'un enfant étaient cruciaux pour son développement. Ainsi, le programme « 1000 premiers jours », qui couvre la période de la conception aux deux premières années de vie, met en avant l'**importance d'une alimentation adaptée et d'un environnement sain dès la petite enfance**, notamment pour prévenir l'obésité.

Les futurs parents et parents peuvent se connecter au site https://www.1000-premiers-jours.fr/fr pour accéder aux informations sur l'alimentation santé et les habitudes saines dès le début de la grossesse jusqu'aux 2 ans de l'enfant.

Le Programme national nutrition santé (PNNS)

Lancé en 2001, le Programme national nutrition santé (PNNS) est le **principal programme de prévention nutritionnelle en France**. Il vise à encourager une alimentation équilibrée et une activité physique régulière dans la population générale, et à réduire les inégalités d'accès à l'alimentation équilibrée. Pour cela, le PNNS diffuse des **recommandations claires et accessibles**, met en place des **campagnes de sensibilisation** pour favoriser les comportements sains, et développe des **partenariats avec les écoles et les collectivités**.

Le Nutri-Score

Le Nutri-Score, introduit en 2017, est un **étiquetage simplifié qui classe les produits alimentaires de A (meilleure qualité nutritionnelle) à E (moins bonne qualité nutritionnelle)**. Conçu pour aider les consommateurs à faire des choix plus sains, le Nutri-Score repose sur des critères tels que la teneur en sucre, en sel, en graisses saturées, en protéines et en fibres. En permettant une **comparaison rapide des produits**, il vise à réduire la consommation d'aliments à faible valeur nutritionnelle et de ceux à haute valeur calorique, participant ainsi à la prévention de l'obésité.

Les scores Nova et Siga

Les scores Nova et Siga évaluent le **niveau de transformation des aliments**, la consommation régulière d'aliments fortement transformés étant reconnue comme un facteur de risque dans le développement de l'obésité et d'autres problèmes de santé.

Nova classe les aliments en quatre catégories, **notées de 1 à 4** :

1. Les aliments non transformés ou peu transformés (fruits, légumes, viandes fraîches...).
2. Les ingrédients culinaires transformés (huile, sel, sucre...).
3. Les aliments transformés (fromage, pain...).
4. Les aliments ultra-transformés (boissons sucrées, plats préparés...). Ce sont ceux qui contiennent des additifs ou des ingrédients artificiels.

Le **score Siga**, un outil développé en France, affine davantage cette classification. Il utilise une **notation de 1 à 7** pour évaluer le niveau de transformation et la qualité nutritionnelle des produits, en tenant compte de la quantité et de la nature des additifs (colorants, conservateurs, édulcorants, etc.).

Un produit noté 1 est peu transformé, tandis qu'un produit noté 7 est ultra-transformé et contient souvent de nombreux additifs. Avec cette classification détaillée, Siga incite donc à privilégier les produits sains plutôt que des produits nocifs pour la santé.

Les scores Nova et Siga sont peu présents sur les emballages, mais on les retrouve sur des applications mobiles d'évaluation de produits (par exemple, Siga, ScanUp).

La taxe soda

La « taxe soda », instaurée en 2012, vise à **réduire la consommation de boissons sucrées**, car elles sont associées à une augmentation des risques d'obésité et d'autres maladies chroniques. En haussant le coût de ces produits, l'État espère inciter les consommateurs à **se tourner vers des boissons plus saines**, tout en générant des recettes **pour financer des actions de prévention en santé publique**.

Elle varie en fonction du nombre de kilos de sucres ajoutés par hectolitre de boisson. Au 1er janvier 2024, elle va de **3,34 euros par hectolitre (pour 1 kg ou moins de 1 kg de sucres ajoutés par hectolitre)** à 26,09 euros par hectolitre (pour 15 kg de sucres ajoutés par hectolitre). Au-delà de 15 kg de sucres ajoutés par hectolitre de boisson, le tarif applicable par kilo supplémentaire est fixé à 2,21 euros par hectolitre de boisson.

La taxe sur les boissons comprenant des **édulcorants de synthèse**, elle, est fixée à **3,34 euros** par hectolitre au 1er janvier 2024[25].

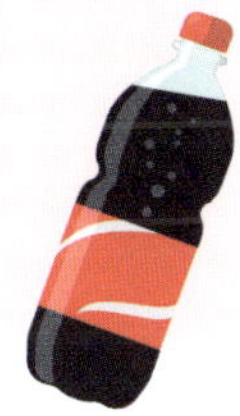

D'autres mesures à l'étude

Martine Laville est professeure de nutrition clinique, directrice de recherche à l'Inserm (Institut national de la santé et de la recherche médicale) et experte en prévention de l'obésité. En 2023, elle a proposé au gouvernement des mesures pour renforcer la lutte contre l'obésité, telles qu'une **régulation de la publicité** pour les produits alimentaires destinés aux enfants, un **accompagnement renforcé pour les familles** en situation de précarité et des **actions spécifiques afin de réduire la consommation de produits ultra-transformés**. Ces recommandations visent à compléter les initiatives déjà mises en place pour enrayer la progression de l'obésité[26].

Être actif

Être actif est essentiel pour préserver sa santé. Même pratiquée de manière modérée, l'activité physique apporte à une personne en situation d'obésité une amélioration de la santé cardio-vasculaire, réduit le risque de maladie chronique, favorise la gestion du poids en renforçant la masse musculaire et améliore la santé mentale.

SÉDENTARITÉ, ACTIVITÉ PHYSIQUE ET SPORT

La sédentarité est un **facteur de prise de poids et de perte de masse musculaire**, et constitue un cercle vicieux de la réduction du mouvement. Malheureusement, nous vivons dans une société de plus en plus sédentaire en raison de diverses modifications de nos habitudes de vie. On retrouve ces changements dans nos modes de transport (les déplacements se font beaucoup plus en voiture ou en transports en commun qu'à pied ou à vélo), dans nos conditions de travail (beaucoup de personnes sont assises ou piétinent) et de nos loisirs (les écrans ont pris de plus en plus de place).

La **sédentarité** se définit par **une absence ou un faible niveau d'activité physique**. Elle se caractérise par des comportements qui impliquent une faible dépense énergétique, comme rester assis ou couché pendant de longues périodes.

Le **manque d'exercice physique** se caractérise quant à lui par une pratique d'activité physique insuffisante et occasionnelle (moins d'une fois par semaine et moins de 150 minutes par semaine, voir page 79).

Au vu des statistiques, qui montrent que de plus en plus de personnes adoptent un mode de vie sédentaire, promouvoir et intégrer l'activité dans le quotidien est devenu un enjeu de santé majeur. Selon l'Anses (Agence nationale de sécurité sanitaire de l'alimentation, de l'environnement et du travail), en France, **plus d'un tiers des adultes cumulent un niveau de sédentarité élevé et une activité physique insuffisante**[27].

L'**activité physique** désigne **tout mouvement du corps qui dépense de l'énergie**, comme marcher, jardiner, monter les escaliers. Elle englobe toutes les actions du quotidien qui sollicitent nos muscles et favorisent notre santé.

Le **sport**, en revanche, est une **forme spécifique et organisée d'activité physique avec des règles et des objectifs structurés**. Il requiert souvent une pratique plus intense, plus ou moins compétitive, tandis que l'activité physique se vit au quotidien et est accessible à tous.

Lorsque je prends en charge un patient, je l'encourage à retrouver de la mobilité, à poursuivre ou à reprendre une activité physique régulière. Il est évident que l'idée de se remettre à bouger peut sembler difficile, que ce soit à cause de la fatigue, des douleurs, par manque de motivation ou de temps pour soi. Pourtant, chaque pas que l'on peut faire pour sortir de la sédentarité aura des bienfaits immenses pour le corps et l'esprit.

POURQUOI L'ACTIVITÉ PHYSIQUE EST-ELLE SI IMPORTANTE ?

L'inactivité favorise la prise de masse grasse en raison de la non-stimulation musculaire. En position assise prolongée, une enzyme clé du métabolisme (AMPK) n'est pas activée pour absorber le glucose et les lipides à des fins énergétiques. Ces nutriments circulent alors dans le sang et s'accumulent autour de différents organes et tissus, notamment le foie, le cœur et les vaisseaux sanguins.

L'activité physique régulière, même légère, contribue à **renforcer les muscles, améliore la fonction du cœur et la fonction respiratoire**, et aide à **mieux gérer son poids**. Cela permet également de **mieux contrôler des maladies** comme le diabète, l'hypertension ou le cholestérol. Plus encore, bouger aide à **réguler l'humeur** et à **diminuer le stress**, et par conséquent **réduit en général les troubles du sommeil**.

Comment recommencer en douceur ?

- Marchez 20 minutes par jour ou 10 minutes 2 fois par jour autour de votre travail ou de votre domicile, sur votre pause déjeuner par exemple.
- Levez-vous toutes les heures ou, mieux encore, toutes les demi-heures si vous êtes souvent assis dans le cadre de votre travail (voir « La pause active au travail » page 78).
- Prenez les escaliers au lieu de l'ascenseur quand cela est possible.
- Faites des exercices simples de renforcement musculaire ou d'étirements 3 fois par semaine, à la maison. Vous pouvez consulter des vidéos de coachs en APA ou télécharger des applications comme Decathlon Coach, Kiplin, aPa, etc.

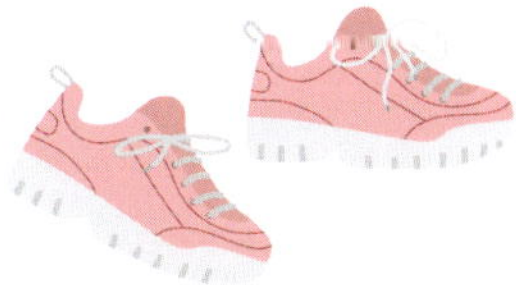

ACTIVITÉ ET OBÉSITÉ

Reprendre une activité physique quand on vit avec une surcharge pondérale peut sembler un défi de taille, mais il est tout à fait possible de se remettre en mouvement avec des solutions simples et adaptées à son rythme.

L'essentiel est d'adopter des **changements progressifs** et de **faire preuve de constance** à long terme. Il est recommandé d'être accompagné par un **coach en activité physique adaptée** (APA) ou un **kinésithérapeute**, pour réaliser les bons mouvements sans se blesser.

Il est important d'être bienveillant avec son corps, d'éviter de se donner des objectifs qui pourraient mettre en échec ou entraîner des blessures.

Le témoignage de Yann Ribes,
coach en APA à Marseille

“

Qu'est-ce que l'APA ?

L'activité physique adaptée (APA) permet la mise en mouvement des personnes qui, en raison de leur santé physique, mentale ou sociale, ne peuvent pas pratiquer une activité dans des conditions classiques.

*Lors d'une séance d'APA, **c'est la séance qui est adaptée au niveau du pratiquant**, et non le pratiquant qui doit se mettre au niveau de la séance. Les exercices peuvent varier en fonction des capacités et des besoins du patient, afin qu'il pratique en sécurité. Il n'y a nullement, de façon directe, de notion de compétition, de performance et de dépassement de soi.*

*L'APA est soumise à une **prescription médicale**, réalisée par le médecin traitant ou le médecin spécialiste de la personne. Dans cette prescription, le médecin note le niveau de limitation de son patient sur les plans locomoteur, cérébral et sensoriel, la durée de la prise en charge (3 à 6 mois renouvelables) et les éventuelles restrictions supplémentaires (prise médicamenteuse, contre-indication médicale, etc.).*

*L'enseignant en APA (titulaire d'une licence ou d'un master STAPS mention APAS) prend en compte le pratiquant dans sa globalité. Ainsi, la difficulté de l'effort demandé au patient est progressive et la motivation est maintenue à un niveau élevé. En plus d'adapter la pratique physique à ses patients pendant les séances, l'enseignant APA agit sur leur mode de vie. Autrement dit, son rôle ne se limite pas aux séances : plus globalement, il aide les pratiquants à **adopter une démarche de « bouger plus »**. Le but est d'amener la personne à **limiter sa sédentarité** et à adopter un mode de vie actif (se déplacer en marchant, prendre les escaliers…).*

L'APA en situation d'obésité

Afin que l'impact soit durable, la prise en charge en APA d'une personne présentant une obésité implique plusieurs enjeux.

*Le premier enjeu est lié à un **changement de la composition corporelle**.*

*Une personne en situation d'obésité est caractérisée par un **métabolisme lent**. Sa masse grasse est très élevée, mais sa masse musculaire l'est aussi. Pourtant, son pourcentage de muscle dans le corps est très faible par rapport au pourcentage de masse grasse. Par conséquent, l'enjeu est de **faire perdre quasi exclusivement de la masse grasse** au pratiquant, en conservant sa masse musculaire, pour augmenter son pourcentage de muscle dans le corps. Ainsi, il aura un **métabolisme plus actif**, et donc un corps plus « dépensier » que « stockeur » en ce qui concerne les calories.*

Pour perdre du poids de façon plus durable, il faut donc combiner deux types d'activité :

- Une **activité de type cardio-respiratoire** comme la marche, la natation, le vélo…
- Une **activité de renforcement musculaire** comme le yoga, le Pilates, des exercices sur une chaise, contre un mur, avec des haltères…

Le premier type de pratique permet de perdre de la masse grasse en brûlant des calories. Néanmoins, si la personne ne fait que cette activité, en plus de perdre de la masse grasse, elle perd de la masse musculaire (car, étant donné qu'elle a perdu du poids, le muscle force moins sur les différents mouvements), ce qui ne changera pas sa composition corporelle.

La personne doit donc rajouter le second type d'activité, qui permet de maintenir la masse musculaire, et ainsi (parce qu'elle perd de la masse grasse en parallèle) d'**augmenter son pourcentage de muscle** dans le corps, jusqu'à arriver à une composition corporelle saine (voir page 14).

Un autre enjeu est le **changement de rapport au sport**.

Je défie quiconque, qui n'est pas en surpoids ou en obésité, d'aller pratiquer son sport avec 30, 40, ou 50 kg à porter en plus. La motivation est plus difficile à maintenir, et le coach ne doit donc pas avoir les mêmes attentes. Son rôle est de comprendre la difficulté qu'ont les personnes en situation d'obésité à faire du sport, qui provient d'une part de la difficulté physique à se mouvoir, d'autre part d'**obstacles psychologiques** : regard des autres, honte, manque de confiance en soi, peur de l'échec…

Le but est donc d'**associer l'activité physique à une notion positive : le plaisir**. Il n'est pas sain que la pratique du sport ne soit guidée que par la perte de poids. Si la personne ne rattache le sport qu'à du négatif (le poids), elle va avoir tendance à s'arrêter (« j'ai perdu du poids, je n'ai plus besoin de faire du sport » ou « je ne perds pas de poids, cela ne sert à rien et c'est trop dur »). Il est plus productif de voir l'activité physique comme un moment pour soi, un **moment de plaisir qui fait du bien au corps et à l'esprit**.

Toutes les activités peuvent être adaptées par les enseignants en APA de façon à rendre la pratique plus accessible. Ainsi, si la personne souffrant d'obésité a une appétence pour la zumba (activité cardio), elle pourra faire de la zumba adaptée. Si elle préfère la natation ou le basketball, elle pourra faire de la natation ou du basket santé. Pour le renforcement musculaire, elle peut faire de la gymnastique douce, mais aussi du Pilates santé.

Avec l'APA, les personnes atteintes d'obésité trouveront des activités qui correspondent à leurs besoins, leurs envies et leurs capacités.

Pour rappel, le facteur majeur de la perte de poids est une alimentation équilibrée. L'activité physique agit comme un « **boosteur** », un amplificateur qui rend cette perte plus qualitative et plus durable.

La pause active au travail

Vous avez un travail (ou un loisir) sédentaire ? Voici comment mettre de l'activité physique dans votre quotidien.

Une pause active est un court moment consacré à une activité légère ou modérée, à effectuer pendant une période de travail sédentaire. Ainsi, idéalement, il faudrait **se lever 1 minute toutes les 30 minutes**. Cette recommandation trouve son origine dans des recherches récentes sur les **effets délétères de la sédentarité prolongée**, en particulier sur la santé cardio-vasculaire, la santé métabolique et la santé musculaire. Elle s'appuie sur une étude[28] montrant que rester assis trop longtemps augmente les risques de maladies chroniques, même chez ceux qui pratiquent une activité physique régulière en dehors du travail. Il est donc conseillé de « casser » ces périodes d'immobilité, grâce aux pauses actives.

Voici 5 exemples d'exercices de 1 minute :

- **Chaise contre un mur** : le dos contre le mur, pliez les genoux pour faire un angle à 90° entre les genoux et les hanches. Tenez avec la force des cuisses.

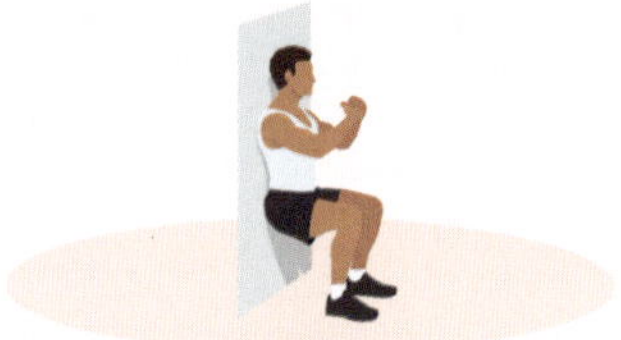

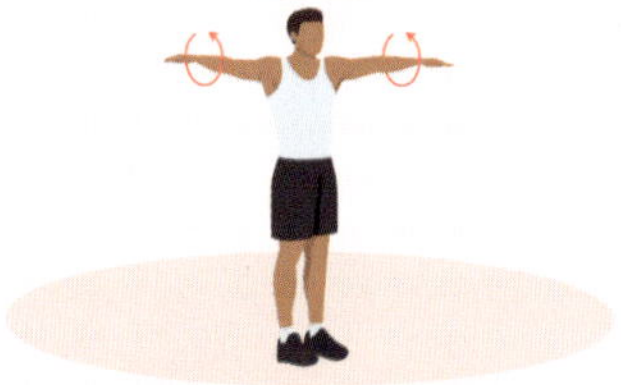

- **Mouvements circulaires des bras** : étirez les bras sur les côtés, à hauteur des épaules, avec les paumes de main vers le sol, et réalisez des petits cercles dans un sens, puis dans l'autre.

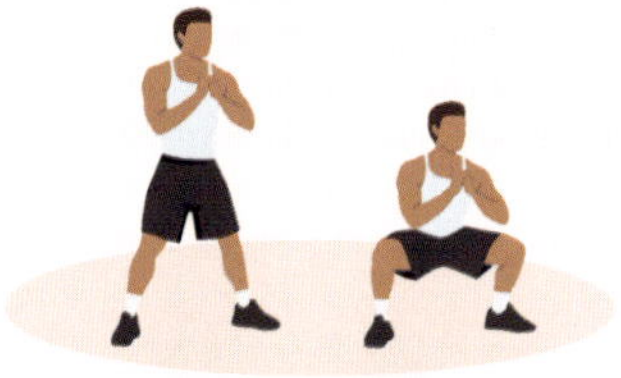

- **Squats** : placez les pieds à la largeur des hanches, fléchissez les genoux en poussant les hanches vers l'arrière et remontez.

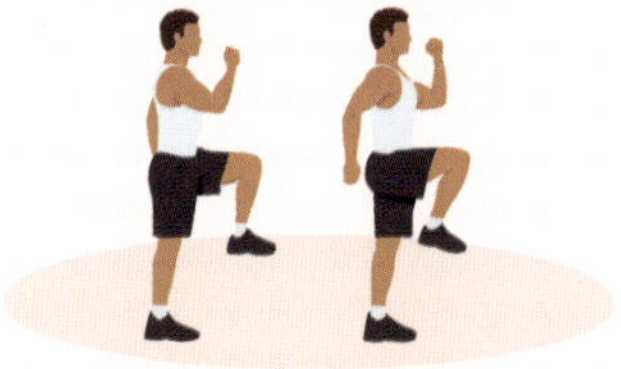

- **Montées de genoux** : debout, montez les genoux alternativement vers le bras.

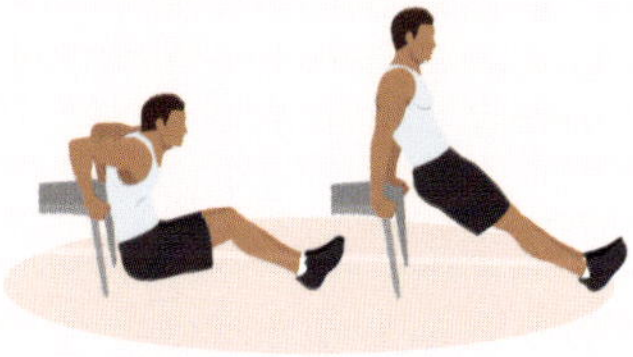

- **Triceps sur le bureau** : dos au bureau, fléchissez les coudes contre les côtes et posez les mains sur le bureau. Poussez lentement sur les bras pour les étirer et les replier.

Activité physique des adultes : quelques recommandations officielles

OMS (2020)

D'après l'OMS, par semaine, les adultes de la population générale (c'est-à-dire les adultes qui ne sont pas porteurs de handicap ou qui n'ont pas de conditions particulières) devraient pratiquer au moins **150 à 300 minutes d'activité physique aérobique d'intensité modérée** ou au moins **75 à 150 minutes d'activité physique aérobique d'intensité soutenue**, ou encore une **combinaison équivalente** d'activité physique d'intensité modérée et soutenue.

L'OMS conseille également de pratiquer des **activités de renforcement musculaire** d'intensité modérée ou plus soutenue faisant travailler les principaux groupes musculaires, et ce, au moins 2 fois par semaine.

Pour les adultes porteurs de handicap, il est recommandé de se mouvoir **3 fois par semaine** avec des activités physiques variées et à plusieurs composantes qui mettent l'**accent sur la coordination et l'équilibre**, ainsi qu'avec des **exercices de force** d'intensité modérée ou soutenue.

Anses (2016)

Voici les recommandations de l'Anses pour les adultes :

- Pratiquer une **activité cardio-respiratoire** comme monter des escaliers, faire du vélo, courir ou marcher à bonne allure **pendant 30 minutes, 5 fois par semaine**.
- Effectuer du **renforcement musculaire 1 ou 2 fois par semaine**, par exemple en portant une charge lourde, en jouant au tennis, en nageant ou en faisant de l'aérobic.
- Réaliser des **exercices d'assouplissement** en faisant par exemple de la gymnastique, de la danse ou du yoga, **2 ou 3 fois par semaine**.

ESC (2022)

L'ESC (European Society of Cardiology, ou Société européenne de cardiologie) recommande aux patients ayant un IMC au-delà de 30 ou un tour de taille supérieur à 80 cm pour les femmes et 94 cm pour les hommes :

- **3 séances par semaine** d'exercices de **renforcement musculaire** avec résistance.
- **30 minutes** d'activité d'**endurance** (marche, danse, natation, cyclisme, tennis, etc.), **5 à 7 fois par semaine**.

DANS QUELLE MESURE DEVEZ-VOUS FAIRE DE L'ACTIVITÉ PHYSIQUE ?

AU MOINS **2 H 30 PAR SEMAINE** D'ACTIVITÉ À **INTENSITÉ MODÉRÉE**

- Augmentation de la fréquence cardiaque
- Sensation de chaleur
- Respiration plus rapide

Vélo · Natation · Marche rapide · Jardinage · Tâches ménagères

OU

AU MOINS **1 H 15 PAR SEMAINE** D'ACTIVITÉ À **INTENSITÉ SOUTENUE**

- Difficulté à parler
- Respiration rapide
- Plus d'effort

Course à pied · Sports de compétition · Saut à la corde · Aérobic · Travail manuel

2 FOIS PAR SEMAINE OU PLUS

Effectuez des exercices de coordination et de force

- Améliorer les fonctions vitales
- Éviter les blessures

Exercices de résistance · Pilates · Coordination · Souplesse · Marche nordique

RESTEZ MOINS LONGTEMPS ASSIS ET BOUGEZ DAVANTAGE

- Être debout
- Marcher
- Se lever de temps en temps

Classification des différents types de sports en fonction de leur intensité (d'après ESC, 2020)

	TECHNIQUE	RÉSISTANCE	MIXTE	ENDURANCE
INTENSITÉ FAIBLE	• Golf • Tennis de table • Tir • Curling • Bowling	• Lancer de poids (loisirs) • Lancer de disques (loisirs) • Ski alpin (loisirs)	• Football (loisirs) • Basketball (loisirs) • Handball (loisirs)	• Jogging • Marche sur longue distance • Natation (loisirs)
INTENSITÉ MODÉRÉE	• Voile • Yachting • Équitation	• Course sur courte distance • Lancer de poids • Lancer de disques • Ski alpin • Judo • Karaté	• Volleyball • Tennis (double)	• Marche rapide • Course sur moyenne ou longue distance • Danse • Cyclisme (loisir)
INTENSITÉ ÉLEVÉE		• Haltérophilie • Lutte • Boxe	• Hockey sur glace ou sur gazon • Rugby • Escrime • Tennis (simple) • Waterpolo • Football (compétition) • Handball (compétition)	• Cyclisme (route) • Natation sur moyenne ou longue distance • Pentathlon • Rollers d'endurance • Ski de randonnée nordique • Canoë • Biathlon • Triathlon

Mieux dormir

Nous l'avons vu précédemment, un mauvais sommeil et des nuits non réparatrices occasionnent une **surconsommation alimentaire** et un **risque de surcharge pondérale** (voir pages 51-52).

Voici les conseils essentiels pour améliorer la qualité du sommeil :

- **Favorisez les activités relaxantes au moins 1 heure avant le coucher** pour préparer le sommeil (lecture ou méditation, par exemple). La détente physique et mentale favorise l'endormissement. À l'inverse, les activités cérébrales, qui stimulent le cerveau, le retardent. Il faut également limiter les écrans.
- **Évitez les excitants au dîner et avant de dormir** : la caféine, l'alcool, le sucre (dont les fruits) et la nicotine. **Évitez aussi les repas lourds le soir** : limitez, par exemple, la viande rouge, le porc, l'agneau et le fromage.
- Il est important de ne pas se « coucher sur le repas » : **il faut au moins 2 heures entre le dîner et l'endormissement**.
- **Gardez votre chambre sombre et fraîche** (environ 18-19 °C) la nuit.
- **Limitez les siestes à 20-30 minutes** durant la journée.
- **Ayez des horaires de sommeil réguliers** en essayant de vous coucher et de vous réveiller aux mêmes heures chaque jour.

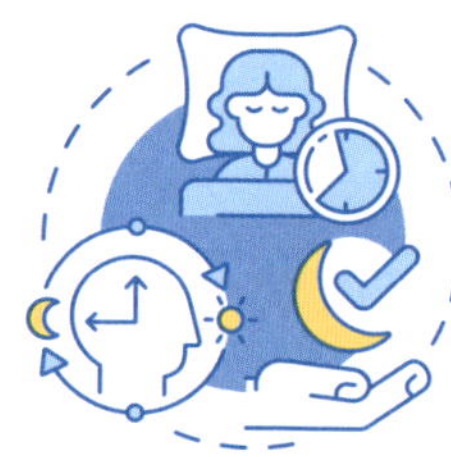

Renforcer le bien-être mental

Le point de vue de Véronique Huerta,
psychologue au Centre de l'obésité de l'hôpital Saint-Joseph, à Marseille

La prise en charge psychologique de l'obésité nécessite de la part du patient un travail sur soi dont il ne peut pas faire l'économie, afin d'éclairer les causes comportementales et psychologiques impliquées dans la prise de poids.

Par ailleurs, l'obésité est généralement source de souffrance pour le patient qui vient consulter, un soutien psychologique est donc bénéfique et souhaitable.

L'évaluation psychologique initiale permet de déceler s'il y a un état dépressif, un mal-être, un comportement addictif, des troubles du comportement alimentaire ; de déterminer les facteurs de stress psychosociaux ; d'évaluer la qualité de vie et les éventuels liens socio-familiaux ; de proposer des prises en charge adaptées ; d'offrir au patient un lieu d'écoute et de soutien.

Différents types de prise en charge psychologique peuvent être proposés selon les problématiques du patient :

- *Les* ***thérapies d'orientation analytique et humaniste*** *offrent un espace d'écoute et de parole dans lequel le patient pourra être accompagné et soutenu dans son cheminement psychique. Le travail avec le patient portera sur son histoire, son vécu, ses émotions et ses ressentis.*
- *L'****EMDR (intégration neuro-émotionnelle par les mouvements oculaires)*** *se révèle utile dans la prise en charge d'un traumatisme ayant déclenché un trouble du comportement alimentaire. La thérapie associe verbalisation et mouvements oculaires.*
- *Les* ***TCC (thérapies comportementales et cognitives)*** *récentes axent le travail sur la pleine conscience. Alimentation et méditation en pleine conscience ont de bons résultats pour le traitement de certains troubles du comportement alimentaire, comme l'hyperphagie boulimique.*

Des ***prises en charge complémentaires pour la gestion du stress et des émotions*** *(sophrologie, hypnothérapie, etc.) peuvent être pertinentes. Ces méthodes consistent en des exercices de relaxation, de visualisation ou de respiration, qui procurent un état de détente corporelle et apaisent le mental. Parmi elles, la* ***respiration en cohérence cardiaque*** *agit sur le cœur et le cerveau afin de retrouver un calme émotionnel profond. Il s'agit de respirer 6 fois par minute (5 secondes à l'inspiration et 5 secondes à l'expiration), pendant 5 minutes, 3 fois par jour.*

D'autre part, un travail sur l'identification des signaux de faim et de satiété, des habitudes alimentaires, des fausses croyances et des facteurs socioculturels qui influencent l'alimentation est également nécessaire. Il est essentiel pour le patient d'apprendre à ***se connaître****, à* ***détecter les signaux de stress*** *et à* ***y faire face*** *grâce à la mise en place d'outils spécifiques.*

La part psychologique est donc non négligeable*, et la prise en charge psychologique est une composante importante de la prise en charge pluridisciplinaire de l'obésité.* ”

Comment gérer les compulsions ?

Pour éviter les compulsions alimentaires, il est primordial de **reconnaître les facteurs** qui déclenchent ce comportement : stress, ennui, colère, tristesse, manque de sommeil, cycle féminin...

Une fois ces facteurs identifiés, il est important que vous preniez le temps de vous demander **ce qui, dans votre quotidien, est capable de vous apaiser** : écouter une musique, danser, chanter, se faire un soin du visage ou des cheveux, boire une boisson chaude, faire une séance de sport, méditer et respirer, lire un livre, écrire, etc.

Dans un second temps, afin de mettre en pratique la pleine conscience (voir pages 64-66), il convient de **« scénariser » la compulsion en l'acceptant.** Plutôt que de manger debout devant le frigo ou le placard, vous pouvez transformer ce moment en une véritable **expérience consciente et agréable** :

- Asseyez-vous pour manger et disposez les aliments dans une assiette.
- Prenez le temps de regarder ce que vous allez manger.
- Dégustez chaque bouchée en prêtant attention aux saveurs et aux textures.

Ainsi, vous ne vous empêchez pas de manger, mais vous acceptez la compulsion afin qu'elle devienne un moment de réconfort non culpabilisant.

Une fois que ces étapes sont devenues naturelles pour vous, vous pouvez vous poser la question, avant de manger : **« Est-ce que j'ai faim ou est-ce que j'ai envie de manger ? »** Si vous avez faim, vous pouvez répondre au signal de faim en mangeant. Si vous avez envie de manger, **essayez de faire une autre activité réconfortante.** À terme, votre cerveau ne vous enverra plus le message « tu dois manger » pour apaiser une émotion.

Une fois que les quatre piliers – se nourrir avec plaisir, être actif, mieux dormir et renforcer le bien-être mental – ont été mis en place, il est possible d'accéder à d'autres traitements si cette démarche comportementale n'a pas été totalement satisfaisante. Il s'agit des traitements médicamenteux et chirurgicaux.

Il existe en France **37 centres spécialisés de l'obésité** (CSO). Ces CSO offrent des soins spécialisés aux personnes ayant une obésité sévère ou complexe et disposent d'une expertise pluridisciplinaire. Après avoir évalué les patients, les professionnels de santé de ces centres proposent des traitements médicamenteux ou des parcours de chirurgie.

LA PRISE EN CHARGE MÉDICAMENTEUSE

Pour certains patients en situation d'obésité, les modifications comportementales (alimentation plus équilibrée, activité physique accrue, amélioration de la qualité du sommeil et accompagnement psychologique) ne suffisent pas. Selon **la génétique, l'ancienneté de la maladie ou les pathologies associées**, il est parfois nécessaire d'opter pour un traitement médicamenteux, qui sera prescrit par un médecin. Ce traitement peut jouer un rôle crucial dans la perte de poids en **complétant les efforts** liés à la prise en charge comportementale.

Quels sont les médicaments de l'obésité ?

Les médicaments actuellement disponibles en France sont des **analogues du GLP-1** et des **doubles agonistes GLP-1/GIP**. Le GLP-1 et le GIP sont des incrétines, hormones libérées par les cellules gastro-intestinales. Les analogues imitent et renforcent l'action des incrétines.

Le GLP-1 (glucagon-like peptide 1) est une hormone naturellement produite par l'intestin après un repas. Il existe plusieurs sites de fixation du GLP-1, notamment le pancréas, le système nerveux central (principalement l'hypothalamus, dans le cerveau), l'estomac, le cœur et le rein.

Les analogues du GLP-1 **miment l'action de cette hormone**. Administrés par injection (et bientôt par voie orale), ces médicaments **réduisent l'appétit en régulant la satiété** (en agissant sur le cerveau), **ont un impact sur le fonctionnement des glucides et la résistance à l'insuline** (par l'intermédiaire du pancréas, voir page 17) et **ralentissent la vidange gastrique** (c'est-à-dire que les aliments sont digérés plus lentement, et la sensation de plénitude de l'estomac est plus longue). En France, la molécule utilisée est le sémaglutide, délivré en pharmacie depuis octobre 2024.

Les analogues du GLP-1 **agissent également sur les zones de la récompense alimentaire au niveau cérébral**, en entraînant une limitation des envies pour les produits gras et sucrés et/ou gras et salés, sans que le mécanisme de cette action sur la zone du plaisir soit à ce jour complètement expliqué.

Selon la revue *Science*, ces médicaments contre l'obésité sont « une découverte majeure de l'année 2023 ». Néanmoins, ils ne sont pas récents : ils sont utilisés dans le traitement du diabète de type 2 depuis 2007-2008. C'est en suivant des patients diabétiques que les médecins ont découvert qu'ils permettent aussi d'induire un amaigrissement.

Les doubles agonistes GLP-1/GIP activent non seulement les récepteurs GLP-1, mais aussi le récepteur GIP (peptide insulinotrope dépendant du glucose) qui est, lui aussi, une hormone produite par l'intestin en réponse à l'ingestion de nourriture. Cette **double action renforce la régulation de l'appétit et améliore la sensibilité du corps à l'insuline**. En France, le tirzépatide est la molécule disponible en pharmacie depuis novembre 2024.

Les **triples agonistes**, en cours de développement, combinent l'effet du GLP-1, du GIP et d'une troisième hormone, le **glucagon**. Ce dernier agit en activant le métabolisme – ce qui, entre autres, augmente la dépense énergétique au repos – et en améliorant la régulation du sucre.

Les effets bénéfiques

Les médicaments de l'obésité aident à la gestion du poids, en particulier lorsqu'en parallèle, la personne opère des changements dans son alimentation et lutte contre la sédentarité. Les études montrent qu'ils peuvent induire une **perte de poids de 5 à 20 %** selon les molécules employées. C'est un **traitement personnalisé** : le choix des molécules se fait en fonction des problématiques de chaque patient.

Les récepteurs du GLP-1 étant présents dans les tissus cardiaques et rénaux, les traitements améliorent les fonctions cardiaques et rénales, et ont un effet cardioprotecteur.

Les limites des traitements médicamenteux

Les effets bénéfiques des traitements médicamenteux s'accompagnent d'effets secondaires. Ces derniers varient selon le médicament prescrit et doivent être annoncés au patient. Dans le cas des traitements pour l'obésité, il peut s'agir de **troubles digestifs** (nausée, diarrhée, constipation...).

Les premiers analogues du GLP-1, sur le marché médicamenteux depuis 2015, ne sont actuellement pas pris en charge par la Sécurité sociale, bien que leur efficacité sur la perte de poids ait été mise en évidence. Les patients ne peuvent donc pas être remboursés pour ce traitement onéreux.

Il y a par ailleurs une **interrogation sur la durée de traitement** : on peut imaginer que certains patients devront prendre leur **traitement à vie** étant donné qu'il s'agit d'une maladie complexe avec une grande part hormonale, au même titre que les patients souffrant de la glande thyroïdienne.

LA PRISE EN CHARGE CHIRURGICALE

L'indication chirurgicale peut être proposée au patient par des médecins ou des diététiciens lorsque, après en avoir discuté avec lui, il est convenu qu'il s'agit de **l'option la plus bénéfique** pour l'aider à traiter son obésité et réduire les risques médicaux.

Ce traitement de l'obésité s'adresse aux personnes dont **le niveau de maladie est avancé** et chez qui un amaigrissement important est nécessaire pour améliorer leur santé.

Qu'est-ce que la chirurgie de l'obésité ?

La chirurgie de l'obésité, ou **chirurgie bariatrique**, est une chirurgie de l'estomac ou de l'appareil digestif. Il existe différents types d'intervention visant à traiter l'obésité. Ce sont des chirurgies dites de **« restriction »** ou de **« malabsorption »** qui induisent des effets métaboliques bénéfiques. En effet, elles ont pour but de **réduire le volume de l'estomac** ou de **modifier la façon dont les aliments sont absorbés par le système digestif**.

BARIATRIQUE, ÇA VEUT DIRE QUOI ?

Ce mot vient du grec **baros**, *qui signifie « charge » ou « poids », et* **iatros**, *qui veut dire « soignant », « médecin », « guérisseur ».*

En France, les principaux types de chirurgie de l'obésité sont les suivants :

- **La gastrectomie longitudinale (*sleeve gastrectomy*)** : elle consiste en l'ablation d'une partie de l'estomac afin d'en réduire la taille. C'est l'intervention la plus pratiquée actuellement en France.
- **Le bypass gastrique** : il consiste à créer une petite poche d'estomac et à la connecter directement à l'intestin grêle en contournant une partie de l'estomac et du duodénum (partie initiale de l'intestin grêle). Cette intervention diminue l'absorption des nutriments et des calories.
- **La dérivation biliopancréatique** : elle consiste également à créer une poche gastrique réduite et à aboucher cet estomac à une partie du gros intestin. Elle limite ainsi l'absorption des nutriments à une courte portion d'intestin. Cette procédure est réservée à des patients souffrant d'obésité sévère.
- **L'anneau gastrique ajustable** : il s'agit de le placer autour de la partie supérieure de l'estomac pour en réduire son volume. Cette intervention n'est quasiment plus pratiquée.

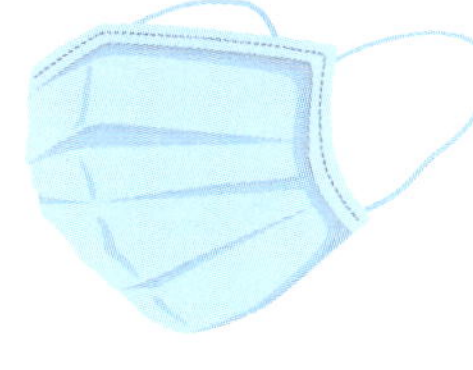

Pour plus d'informations à propos de la chirurgie bariatrique

- Site de la SOFFCO.MM (Société française et francophone de chirurgie de l'obésité et des maladies métaboliques), rubrique « Principales interventions ».
- Site de la HAS (Haute Autorité de santé), fiches informatives pour le patient :
  - « Chirurgie de l'obésité : ce qu'il faut savoir avant de se décider » (https://www.has-sante.fr/upload/docs/application/pdf/2009-09/brochure_obesite_patient_220909.pdf)
  - « DÉCIDER ensemble d'une chirurgie bariatrique : démarche de décision partagée » (https://www.has-sante.fr/upload/docs/application/pdf/2024-02/decider_ensemble_dune_chirurgie_bariatrique_demarche_de_decision_partagee.pdf)
- O. Tyrbas de Chamberet, *Sleeve-bypass : guide pratique pour la chirurgie de l'obésité, parcours pré-opératoire et premières années*, 2023.

Les critères pour envisager une chirurgie incluent un IMC supérieur à 40 ou supérieur à 35 avec une maladie associée (hypertension artérielle, diabète, syndrome d'apnée du sommeil, maladie du « foie gras », SOPK, pathologies ostéo-articulaires invalidantes, etc.).

LES CHIFFRES DE LA CHIRURGIE EN FRANCE

La chirurgie de l'obésité s'est largement répandue sur notre territoire depuis les années 2000.

Le nombre d'interventions a été multiplié par plus de 20, passant de 2 800 en 1997 à **59 300 en 2016**[29]. La France se situe au 7e rang mondial des pays qui pratiquent ces procédures chirurgicales, et on estime qu'entre 2016 et 2020, **500 établissements ont réalisé au moins un acte de chirurgie bariatrique** (données de l'Assurance maladie).

Les effets bénéfiques

En réduisant le volume de l'estomac ou l'absorption des nutriments par le système digestif, ces méthodes chirurgicales visent à favoriser une **perte de poids importante et durable**. De plus, elles engendrent des **changements hormonaux**, notamment en influençant la production de certaines hormones de la faim et de la satiété : ghréline, leptine (voir page 19), GLP-1, GIP (voir page 85), etc.

Le bypass gastrique améliore également la sensibilité à l'insuline, provoquant ainsi une **réduction des troubles métaboliques** comme le diabète.

Enfin, la chirurgie peut modifier le **métabolisme de base** (c'est-à-dire la dépense énergétique au repos), en raison d'une part de la perte de masse grasse et d'autre part, de manière indirecte, des changements hormonaux liés à cette perte d'adipocytes.

Les limites de la chirurgie

La chirurgie est un des traitements de l'obésité, mais il ne s'agit pas d'une solution miracle. Comme tout acte médical, elle comporte des risques.

Certains patients peuvent **souffrir de douleurs abdominales, de nausées, de vomissements ou de troubles digestifs**. Toute douleur justifie un rendez-vous avec le chirurgien et/ou un soignant.

Quelle que soit la chirurgie (restrictive ou malabsorptive), les modifications du système digestif peuvent mener à des **carences nutritionnelles**, ce qui a parfois des conséquences sévères. Certaines chirurgies, notamment le bypass et la dérivation, vont nécessiter une prise de vitamines sur le long terme.

S'ensuit également une **longue période d'adaptation psychologique**, consécutive à un changement radical du mode de vie de la personne et de ses habitudes alimentaires. Certains patients peuvent ressentir un **trouble de l'image corporelle**, qui s'exprime notamment par des difficultés à se reconnaître dans le miroir ou à accepter leur nouvelle silhouette.

Les échecs de chirurgie existent, souvent pour des raisons de mauvaise indication, d'un accompagnement insuffisant avant et après l'intervention, ou bien parce que le métabolisme du patient limite la perte de poids.

Enfin, s'il y a des complications, que la perte de poids est trop importante ou que les résultats sont insatisfaisants, dans certains cas, des **interventions supplémentaires** (pour des raisons esthétiques ou pour une révision de l'intervention digestive) peuvent être nécessaires.

L'accompagnement par les différents acteurs de soin

En amont de l'intervention, une **préparation nutritionnelle, physique et psychologique** est nécessaire pendant au moins 6 mois. Ainsi, il est important de travailler sur les comportements alimentaires et sur la composition des repas. Une **alimentation équilibrée** doit être mise en place avant l'opération. Le patient est également aidé à **se mettre ou se remettre en mouvement**, afin d'augmenter sa masse musculaire et d'intégrer de l'activité physique dans son quotidien. Enfin, une **prise en charge psychologique** est souhaitable pour l'aider à gérer ses émotions et pour le préparer aux changements à venir.

Après la chirurgie, étant donné le caractère chronique de l'obésité, les patients seront **suivis à vie par une équipe pluridisciplinaire**, pour s'assurer de leur bien-être et les accompagner dans les modifications de leur mode de vie.

Témoignages de personnes ayant bénéficié d'une chirurgie bariatrique

« *Mon problème de poids est arrivé dès ma première grossesse : j'ai pris plus de 30 kg. J'ai alors essayé plusieurs régimes, je perdais puis je reprenais… Le fameux effet « yo-yo ».*

Et plus je grossissais, plus je me sentais mal. Le regard des autres était horrible. J'ai été victime de grossophobie, d'insultes et de moqueries. Ces paroles et attitudes blessantes ont fait de moi une personne meurtrie.

Avant de pousser la porte du centre de l'obésité, j'ai été suivie pendant plus de six mois : psychologue, diététiciens, médecins, coach de sport m'ont aidée à prendre conscience du problème… puis est venue l'opération. C'est là que ma nouvelle vie a commencé : une renaissance !

Je me suis aimée, je me suis regardée, j'ai aussi regardé les autres. Plus rien ni personne ne pouvait m'atteindre. Ma santé physique s'est améliorée : je n'ai plus de douleurs, plus d'essoufflement. Je cours enfin vers ma liberté, avec légèreté, je suis une femme heureuse. »

Agnès, présidente de l'association de patients BOOM (Bariatrique Obésité Objectif Marseille)

« J'ai été aide-soignante de nuit pendant trente-cinq ans, et j'ai subi les conséquences de mon obésité toute ma vie.

Ma prise de poids a engendré des douleurs de dos si intenses que j'ai dû prendre un traitement lourd, et malheureusement peu efficace. Sur le plan médical, j'étais traitée pour une hypertension artérielle et un « foie gras ».

Par chance, mon rhumatologue et mon cardiologue m'ont convaincue que mon poids était, entre autres, à l'origine de mes problèmes de santé et qu'il fallait que je perde de la masse grasse pour améliorer mon bien-être et ma qualité de vie.

J'ai donc passé la porte du centre de l'obésité de l'hôpital Saint-Joseph à Marseille, pour me faire aider et me faire opérer… et je suis passée de l'ombre à la lumière : 113 kg contre 72 aujourd'hui. Les bénéfices sont énormes dans mon quotidien : plus de « foie gras », plus de traitement cardiaque, et surtout peu, ou plus, de douleurs au dos. Cette chirurgie bariatrique a été pour moi une deuxième chance, et je n'ai aucun regret.

Pour ceux qui en doutent encore, nous ne sommes pas toujours responsables de notre poids, l'obésité est une réelle pathologie, pour laquelle il existe des traitements. J'y suis arrivée, alors pas de doute, ceux qui souffrent peuvent franchir le pas. »

Patricia, membre fondatrice de BOOM

« Durant toute ma vie, j'ai lutté contre l'obésité. J'ai essayé différents régimes et traitements, des programmes d'exercice physique, des méthodes de perte de poids, mais aucune de ces solutions n'a réellement fonctionné à long terme : mon poids continuait de fluctuer. Ce surpoids affectait ma santé physique et mentale, ma qualité de vie : je me fatiguais vite, je ne pouvais pas trop me déplacer, j'avais honte de sortir, de m'habiller, j'avais des douleurs articulaires, etc. Mon médecin m'a mise en garde en me signifiant que si je ne faisais rien, ces problèmes allaient empirer. J'ai compris qu'il me fallait prendre une décision.

Ma sœur, qui travaillait dans un hôpital, m'a parlé de la chirurgie bariatrique comme d'une solution efficace pour aider à perdre du poids. J'ai donc effectué des recherches, lu des témoignages, et j'ai compris que cette opération pouvait changer ma vie. Cette décision, je l'ai mûrement réfléchie : j'ai pris le temps de consulter un chirurgien, une psychologue et un médecin nutritionniste pour bien comprendre les implications de l'opération. J'ai fini par opter pour un bypass.

Les premières semaines après l'opération ont été compliquées. La chirurgie bariatrique n'est pas une solution facile, loin de là. Elle ne fait pas tout, il a aussi fallu que je change certains de mes comportements. Mon corps a dû s'habituer à manger peu et différemment. Parfois, cela reste frustrant, mais cela vaut le coup. L'opération m'a permis de repartir à zéro, de rééduquer mon corps, de changer mon alimentation et ma relation avec la nourriture et de bouger. Non seulement j'ai commencé à perdre du poids de façon régulière, mais j'ai aussi remarqué une amélioration de ma santé. J'ai repris confiance en moi et je me sens plus motivée à prendre soin de moi et à m'habiller. Malgré les difficultés, cette opération m'a offert une deuxième chance et a marqué le début d'une nouvelle vie. Je ne regrette pas une seconde d'avoir fait ce choix. Ce qu'il m'a apporté dépasse largement ce que j'aurais pu imaginer. Il ne s'agit pas seulement de perdre du poids : il s'agit de retrouver sa vie.

Recourir à une chirurgie bariatrique n'est pas une décision à prendre à la légère. C'est un long cheminement demandant du courage et de la réflexion. Une chose qui m'a rassurée pendant ce cheminement, c'est l'accompagnement de toute une équipe de professionnels. Ils ont été là pour m'aider à chaque étape.

Dorénavant, je fais partie d'une association de patients atteints d'obésité. Elle accompagne et soutient ces patients en offrant des conseils et un espace d'échange. Elle offre une écoute bienveillante. Rejoindre cette association m'a permis de briser l'isolement, de partager mon expérience et de bénéficier du soutien de ceux qui vivent des situations similaires. Le but est également de lutter contre les idées reçues sur l'obésité.

Léïla, membre fondatrice de BOOM

PARTIE 5

CARNET DE RECETTES

Il me semble essentiel de proposer aux personnes qui vivent avec l'obésité des idées d'assiettes équilibrées et rassasiantes, composées dans le respect des recommandations diététiques et permettant de se nourrir avec plaisir.

Loin des régimes restrictifs, ces plats visent à éviter la frustration en privilégiant des aliments nourrissants. Le but est d'aider chacun à retrouver une relation apaisée avec la nourriture, sans culpabilité, et de démontrer qu'il est possible de cuisiner des plats accessibles, gourmands et adaptés à une démarche de santé et de bien-être durables.

BŒUF SAUTÉ AU SOJA,
PURÉE DE PATATES DOUCES
ET TRIO DE POIVRONS

- 200 g de bœuf (rumsteck ou steak)
- 2 patates douces (environ 400 g)
- 3 poivrons de couleurs différentes
- 2 c. à soupe de lait
- 15 g de beurre
- 1 pincée de noix de muscade
- Huile d'olive
- 1 gousse d'ail
- 2 c. à soupe de sauce soja
- 1 c. à café de gingembre en poudre
- Sel, poivre

PRÉP. 20 MIN

CUISSON 20 MIN

2 PERS.

Pelez les patates douces et coupez-les en gros morceaux. Faites-les cuire 15 min à l'eau bouillante salée. Égouttez et écrasez avec une fourchette ou un presse-purée. Ajoutez le lait, le beurre, la noix de muscade, salez et poivrez.

Pendant la cuisson des patates douces, coupez les poivrons en lanières. Dans une poêle, faites-les sauter avec 1 c. à soupe d'huile d'olive pendant 8 à 10 min à feu moyen. Salez et poivrez.

Coupez le bœuf en fines lamelles et émincez l'ail. Dans une poêle chaude, faites revenir l'ail 1 min avec un peu d'huile d'olive. Ajoutez les lamelles de bœuf, faites-les sauter 3 à 4 min à feu vif, puis versez la sauce soja. Mélangez pour enrober la viande, puis ajoutez le gingembre.

Servez le bœuf sauté avec la purée de patates douces et les poivrons.

CONSEILS

Choisissez de préférence de la sauce soja à teneur réduite en sel. Vous pouvez utiliser un mélange de poivrons surgelés pour réduire le temps de préparation. Pour la cuisson des poivrons, vous pouvez utiliser de l'huile de sésame.

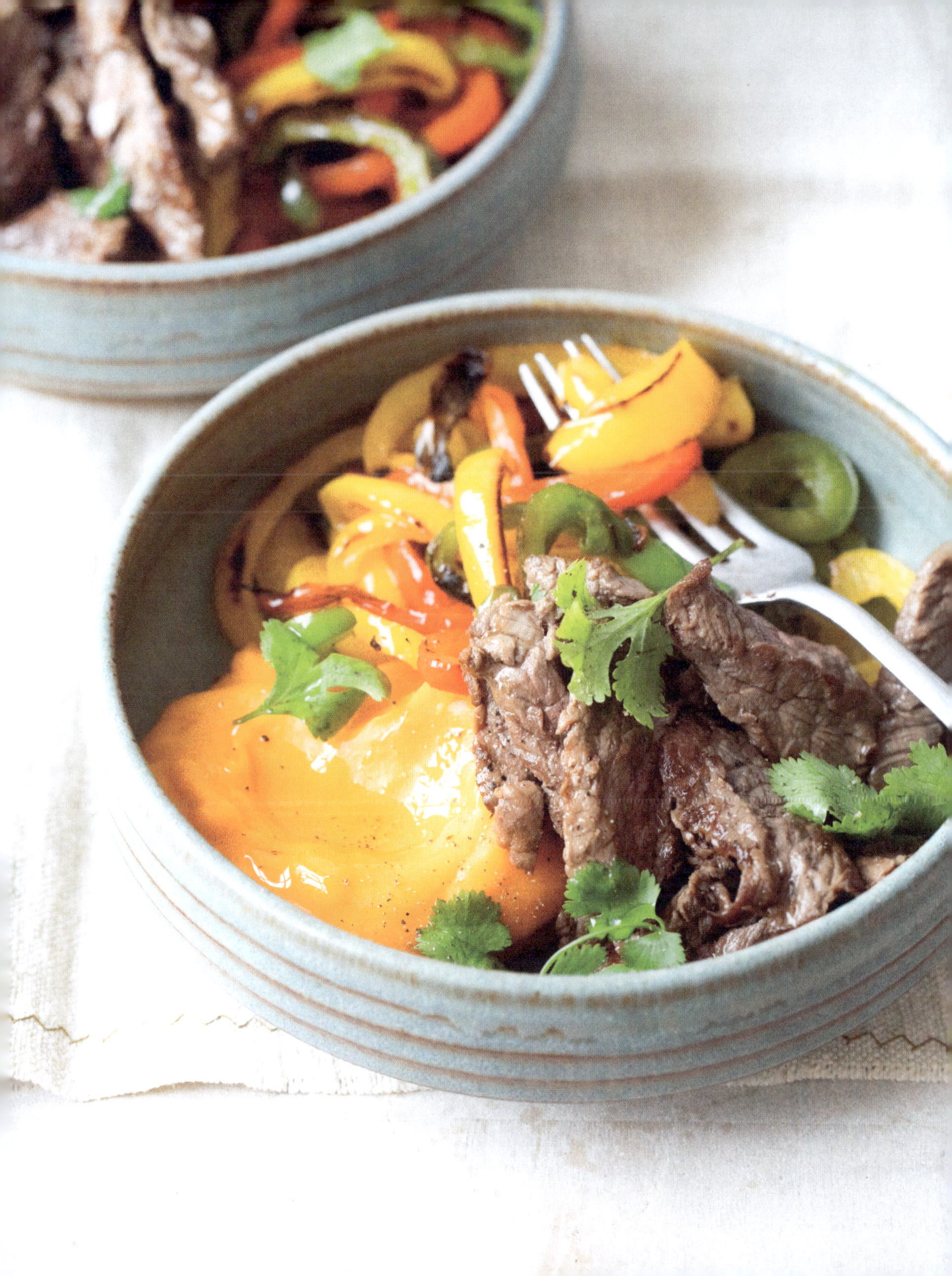

ONE POT DE PETITES PÂTES AUX BOULETTES DE BŒUF
ET PETITS LÉGUMES

- 120 g de pâtes orzo
- 200 g de bœuf haché
- 1 c. à café d'origan séché
- 1 c. à soupe d'huile d'olive
- 1 carotte
- 1 branche de céleri
- 1 gousse d'ail
- 400 g de sauce tomate
- 50 cl de bouillon de légumes ou d'eau
- 100 g de petits pois (frais ou surgelés)
- Sel, poivre

PRÉP. 15 MIN | CUISSON 25 MIN | 2 PERS.

Dans un bol, mélangez la viande avec l'origan, du sel et du poivre. Formez une dizaine de boulettes.

Dans une grande casserole ou une poêle à fond épais, faites chauffer l'huile d'olive à feu moyen. Ajoutez les boulettes et faites-les dorer de tous les côtés 5 min environ. Ajoutez la carotte coupée en dés, le céleri en petits tronçons et l'ail émincé. Faites revenir 3 à 4 min, jusqu'à ce que les légumes commencent à s'attendrir.

Ajoutez les pâtes, puis versez la sauce tomate et le bouillon de légumes. Mélangez, ajoutez les petits pois et portez à ébullition. Réduisez le feu, couvrez et laissez mijoter 10 à 12 min à feu très doux, en remuant de temps en temps, jusqu'à ce que les pâtes soient tendres et que le liquide soit absorbé. Si nécessaire, vous pouvez ajouter un peu de bouillon ou d'eau. Servez bien chaud.

VARIANTES

Utilisez de la sauce tomate en conserve pour le côté pratique ou bien préparez une sauce maison. Vous pouvez remplacer l'origan par d'autres aromates.

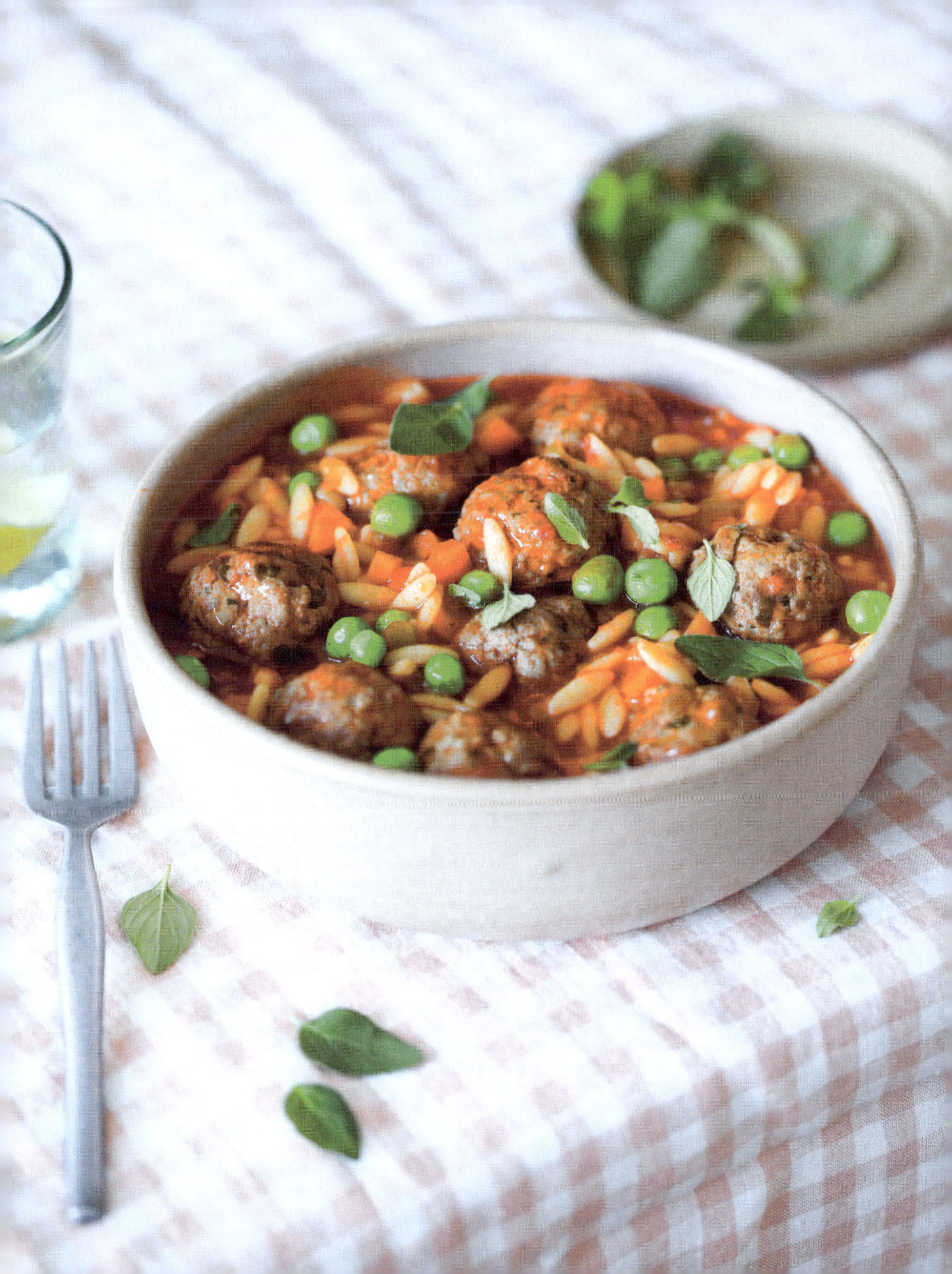

BROCO-BOLO
ET GRAINES DE SARRASIN

- 200 g de bœuf ou de veau haché
- 1 brocoli (environ 150 g)
- 80 g de graines de sarrasin décortiquées
- 1 oignon
- 1 gousse d'ail
- 1 carotte
- 2 c. à soupe d'huile d'olive
- 1 c. à café d'origan séché
- 1 petite boîte de tomates concassées (200 g)
- 1 c. à café de concentré de tomates
- Sel, poivre

PRÉP. 15 MIN

CUISSON 20 MIN

2 PERS.

Portez 20 cl d'eau salée à ébullition, ajoutez les graines de sarrasin et faites cuire 15 à 20 min à feu doux, jusqu'à ce que l'eau soit absorbée. Égrainez à la fourchette et réservez au chaud.

Pendant la cuisson du sarrasin, séparez les fleurettes de brocoli. Émincez l'oignon et l'ail. Épluchez la carotte et taillez-la en fines rondelles.

Dans une poêle, faites chauffer l'huile d'olive et faites-y revenir l'oignon et l'ail à feu moyen, puis ajoutez la carotte et le brocoli. Laissez cuire 2 à 3 min. Retirez les légumes de la poêle et réservez.

Dans la même poêle, faites dorer la viande hachée. Assaisonnez avec du sel, du poivre et de l'origan. Ajoutez les tomates concassées et le concentré de tomates. Remettez les légumes et faites mijoter 10 à 15 min pour que la sauce épaississe.

Servez la sauce bolognaise au brocoli accompagnée de sarrasin.

VARIANTE

Vous pouvez utiliser aussi du sarrasin grillé (vendu sous le nom de « kasha »), du riz, du blé ou du quinoa.

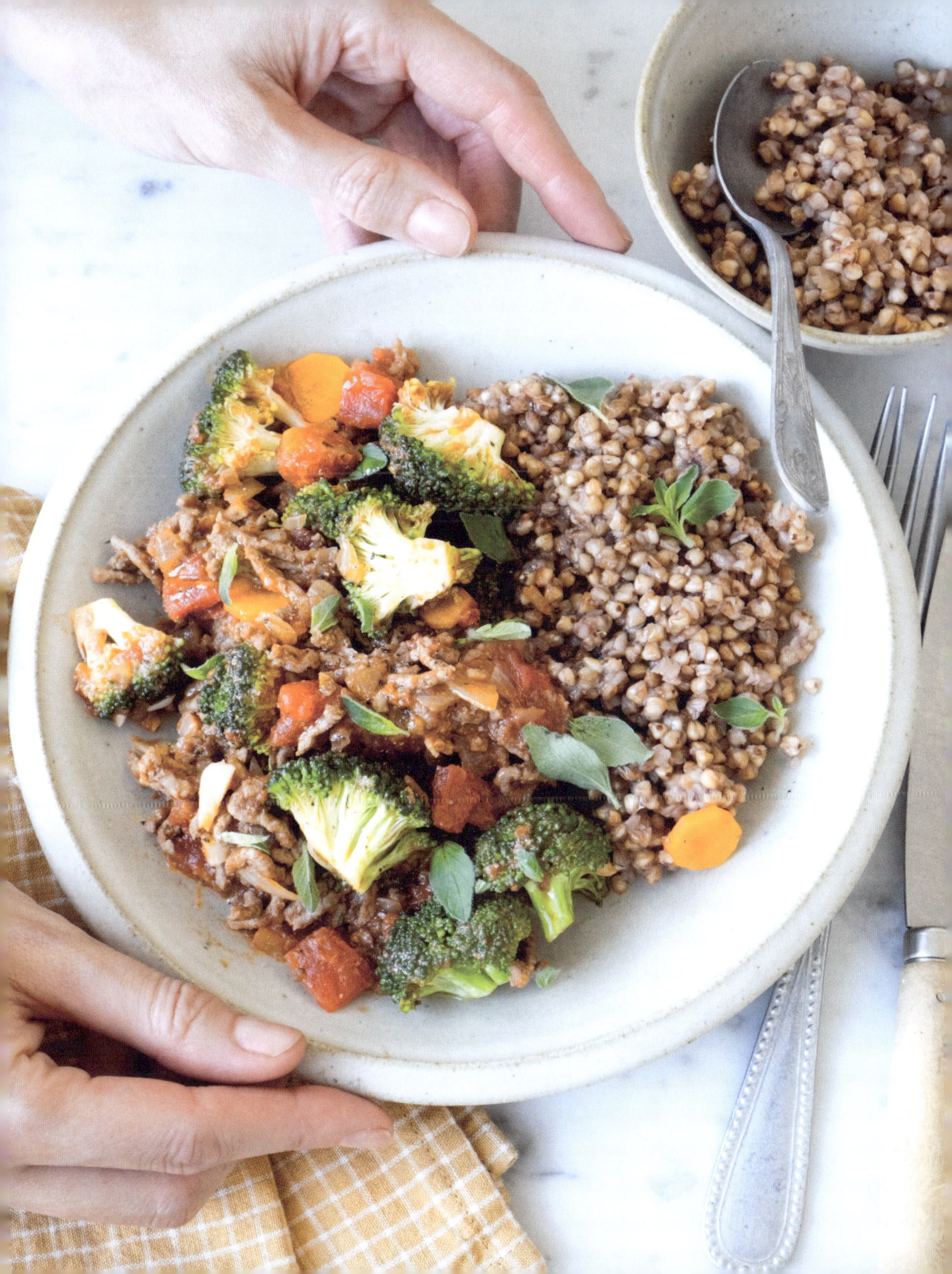

COUSCOUS AU POULET
ET AUX OLIVES

- 2 blancs de poulet
- 100 g de semoule de blé
- 1 boîte de pois chiches (200 g égouttés)
- 1 oignon
- 1 c. à soupe d'huile d'olive
- 2 tomates
- 100 g de haricots plats (frais ou surgelés, facultatif)
- 10 olives vertes dénoyautées
- ½ c. à café de cumin en poudre
- ½ c. à café de paprika
- 20 cl de bouillon ou d'eau
- 1 cube de bouillon de légumes
- Sel, poivre

PRÉP. 15 MIN | CUISSON 20 MIN | 2 PERS.

Coupez les blancs de poulet en morceaux. Dans une poêle, faites revenir l'oignon émincé avec l'huile d'olive. Ajoutez le poulet et faites-le dorer sur toutes les faces.

Ajoutez les tomates coupées en dés, éventuellement les haricots plats, les pois chiches, les olives, le cumin et le paprika. Salez et poivrez. Versez le bouillon et laissez mijoter 10 à 15 min à feu moyen, jusqu'à ce que les haricots soient tendres.

Préparez la semoule. Faites chauffer 10 cl d'eau avec le cube de bouillon, versez-la sur la semoule dans un bol, couvrez et laissez gonfler 5 min. Égrainez ensuite à la fourchette.

Servez le poulet et les légumes avec la semoule.

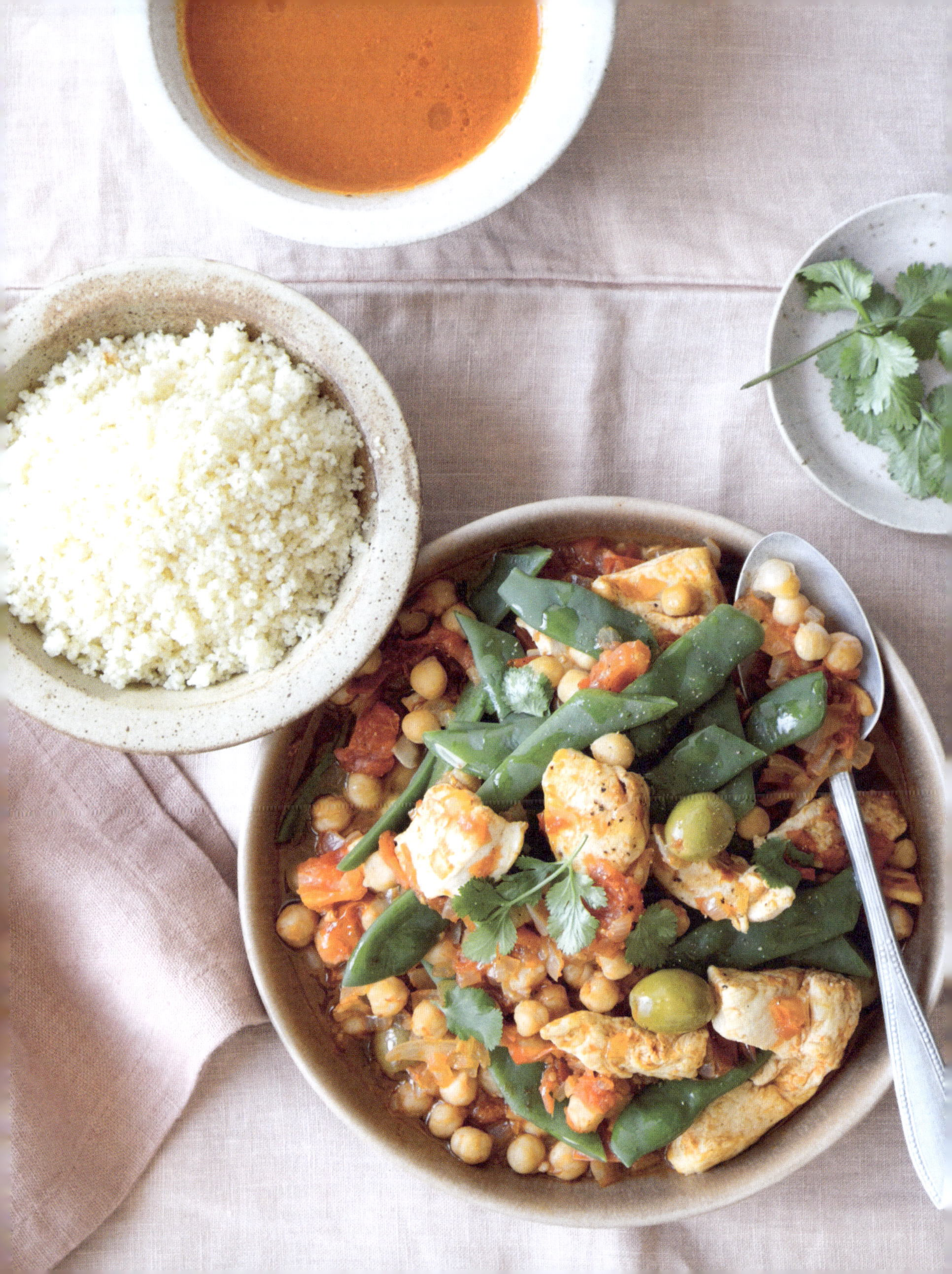

ONE POT DE QUINOA AU POULET, BROCOLI ET CHAMPIGNONS

- 100 g de quinoa
- 200 g de blancs de poulet
- 150 g de brocoli
- 100 g de champignons de Paris
- 1 c. à soupe d'huile d'olive
- 1 gousse d'ail
- 1 c. à café de vinaigre balsamique
- 30 cl de bouillon de volaille
- 50 g de cheddar râpé
- 30 g de noix de cajou non salées
- Sel, poivre

PRÉP. 15 MIN | CUISSON 25 MIN | 2 PERS.

Coupez les blancs de poulet en morceaux et les champignons en fines lamelles. Séparez le brocoli en petites fleurettes.

Dans une grande casserole ou une sauteuse, faites dorer le poulet 5 min avec l'huile d'olive à feu moyen. Salez et poivrez. Ajoutez l'ail pressé, les champignons, le brocoli et le vinaigre balsamique. Faites revenir 3 à 4 min.

Ajoutez le quinoa rincé, puis versez le bouillon. Mélangez, couvrez et laissez mijoter 12 à 15 min à feu doux, jusqu'à ce que le bouillon soit absorbé.

Retirez la casserole du feu. Ajoutez le cheddar et mélangez. Parsemez de noix de cajou concassées, puis servez.

ASTUCE

Si vous souhaitez une texture gratinée, vous pouvez passer le plat sous le gril pendant 3 à 5 min après avoir ajouté le cheddar.

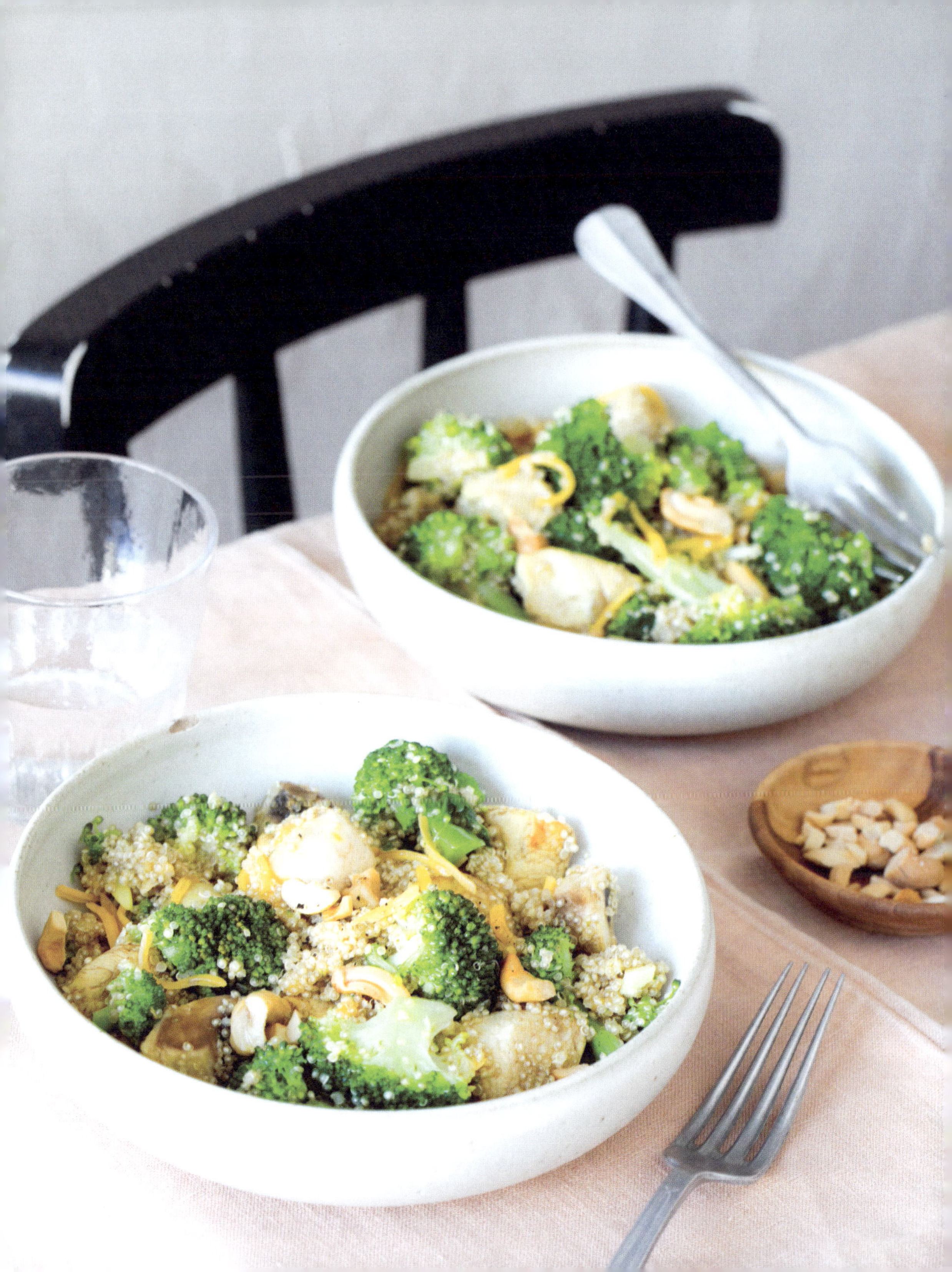

MAGRET DE CANARD
ET PURÉE DE LÉGUMES VERTS

- 1 magret de canard (environ 200 g)
- 1 courgette
- 150 g de brocoli
- 200 g de petits pois (frais ou surgelés)
- 1 c. à soupe d'huile d'olive
- 1 cube de bouillon de légumes
- 1 c. à soupe de crème fraîche
- 1 pointe de piment d'Espelette
- Sel, poivre

PRÉP. 20 MIN | CUISSON 25 MIN | 2 PERS.

Coupez la courgette en tronçons sans la peler, séparez le brocoli en fleurettes. Faites chauffer une poêle avec l'huile d'olive, ajoutez la courgette et le brocoli, salez et poivrez. Faites revenir jusqu'à ce qu'ils commencent à dorer. Ajoutez les petits pois et le cube de bouillon émietté. Couvrez d'eau et faites cuire 5 à 8 min à feu moyen.

Égouttez les légumes et mixez-les avec la crème fraîche pour obtenir une texture onctueuse. Salez, poivrez et ajoutez le piment d'Espelette. Réservez au chaud.

Incisez la peau du magret en croisillons sans entamer la chair. Salez et poivrez. Faites chauffer une poêle à feu moyen, sans ajouter de matière grasse. Placez le magret côté peau dans la poêle et laissez cuire 6 à 7 min, en retirant régulièrement l'excès de graisse fondue. Retournez le magret et laissez cuire 3 à 4 min côté chair (pour une cuisson rosée). Retirez du feu, couvrez et laissez reposer 5 min avant de découper en tranches.

Déposez la purée dans les assiettes, posez les tranches de magret dessus et dégustez.

VARIANTE

Pour une version plus légère, remplacez la crème fraîche par 2 c. à soupe de lait.

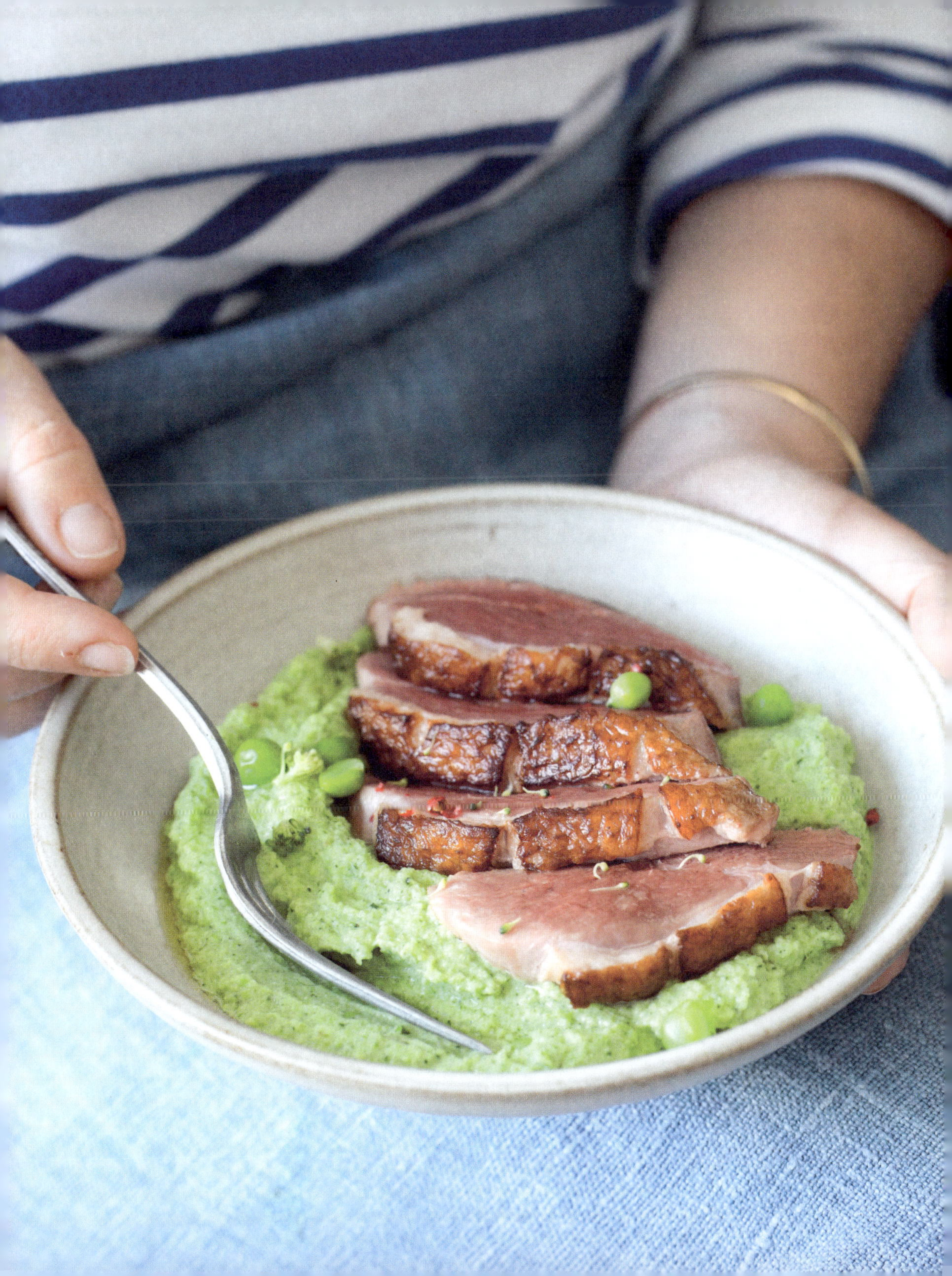

DINDE MARINÉE, BOULGOUR ET CHOUX DE BRUXELLES

- 2 escalopes de dinde
- 150 g de boulgour
- 200 g de choux de Bruxelles (frais ou surgelés)
- 1 yaourt nature
- 1 c. à soupe de vinaigre
- 1 c. à café de paprika
- 15 g de beurre
- 1 gousse d'ail
- 1 c. à soupe de graines de sésame (facultatif)
- Huile d'olive
- Sel, poivre

PRÉP. 15 MIN

CUISSON 20 MIN

2 PERS.

Coupez les escalopes de dinde en morceaux épais. Dans un bol, mélangez le yaourt, le vinaigre, le paprika, du sel et du poivre. Ajoutez les morceaux de dinde et laissez reposer pendant que vous préparez le reste (10 min suffisent).

Portez à ébullition 20 cl d'eau salée, puis ajoutez le boulgour. Couvrez, retirez du feu et laissez le boulgour absorber l'eau pendant 10 min, puis ajoutez un filet d'huile d'olive.

Faites chauffer le beurre dans une grande poêle. Ajoutez les choux de Bruxelles coupés en deux et l'ail haché. Faites-les revenir 5 min à feu moyen, jusqu'à ce qu'ils commencent à dorer.

Poussez les choux de Bruxelles sur un côté de la poêle et placez la dinde marinée dans la partie laissée libre. Faites cuire 5 à 6 min de chaque côté, jusqu'à ce que les morceaux soient bien dorés et cuits à cœur. Parsemez éventuellement de graines de sésame.

Servez avec le boulgour.

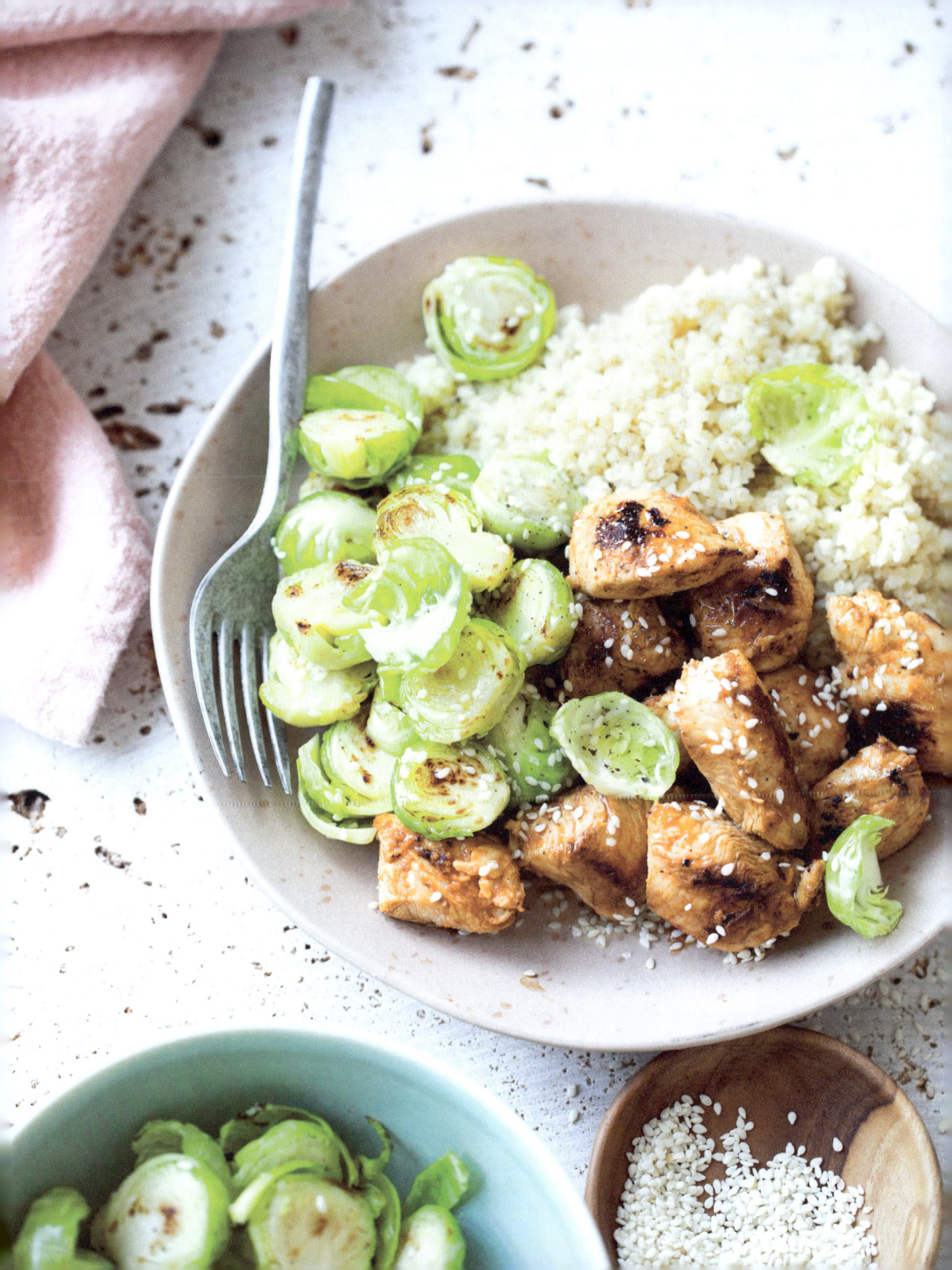

TARTARE DE SAUMON,
RIZ ET SALADE DE POUSSES D'ÉPINARDS

- 250 g de saumon frais (sans peau)
- 120 g de riz basmati
- 100 g de pousses d'épinards fraîches
- 1 c. à soupe de ciboulette ciselée
- 1 c. à soupe d'oignon rouge haché
- 1 c. à soupe de jus de citron
- 1 c. à café de moutarde
- 1 c. à café d'huile d'olive
- 20 g d'amandes effilées
- Baies roses (facultatif)
- Sel, poivre

Pour la vinaigrette à l'orange :

- 1 orange (jus et zeste)
- 1 c. à soupe de vinaigre de cidre
- 1 c. à soupe d'huile d'olive
- 1 c. à café de miel

PRÉP. 20 MIN | CUISSON 12 MIN | 2 PERS.

Coupez le saumon en petits dés. Dans un bol, mélangez-le avec la ciboulette, l'oignon rouge, le jus de citron, la moutarde, l'huile d'olive, du sel et du poivre. Réservez au frais.

Pendant ce temps, faites cuire le riz 12 min dans 25 cl d'eau bouillante salée jusqu'à absorption complète de l'eau.

Préparez la vinaigrette à l'orange en mélangeant le jus et le zeste d'orange, le vinaigre de cidre, du sel et du poivre, puis ajoutez l'huile d'olive et le miel.

Utilisez un cercle de présentation pour dresser le tartare de saumon au centre de chaque assiette. Parsemez éventuellement de quelques baies roses. Ajoutez une portion de riz et des pousses d'épinards, puis parsemez d'amandes effilées. Versez la vinaigrette à l'orange et servez.

CONSEIL

Choisissez de préférence du saumon sauvage ou élevé de manière durable.

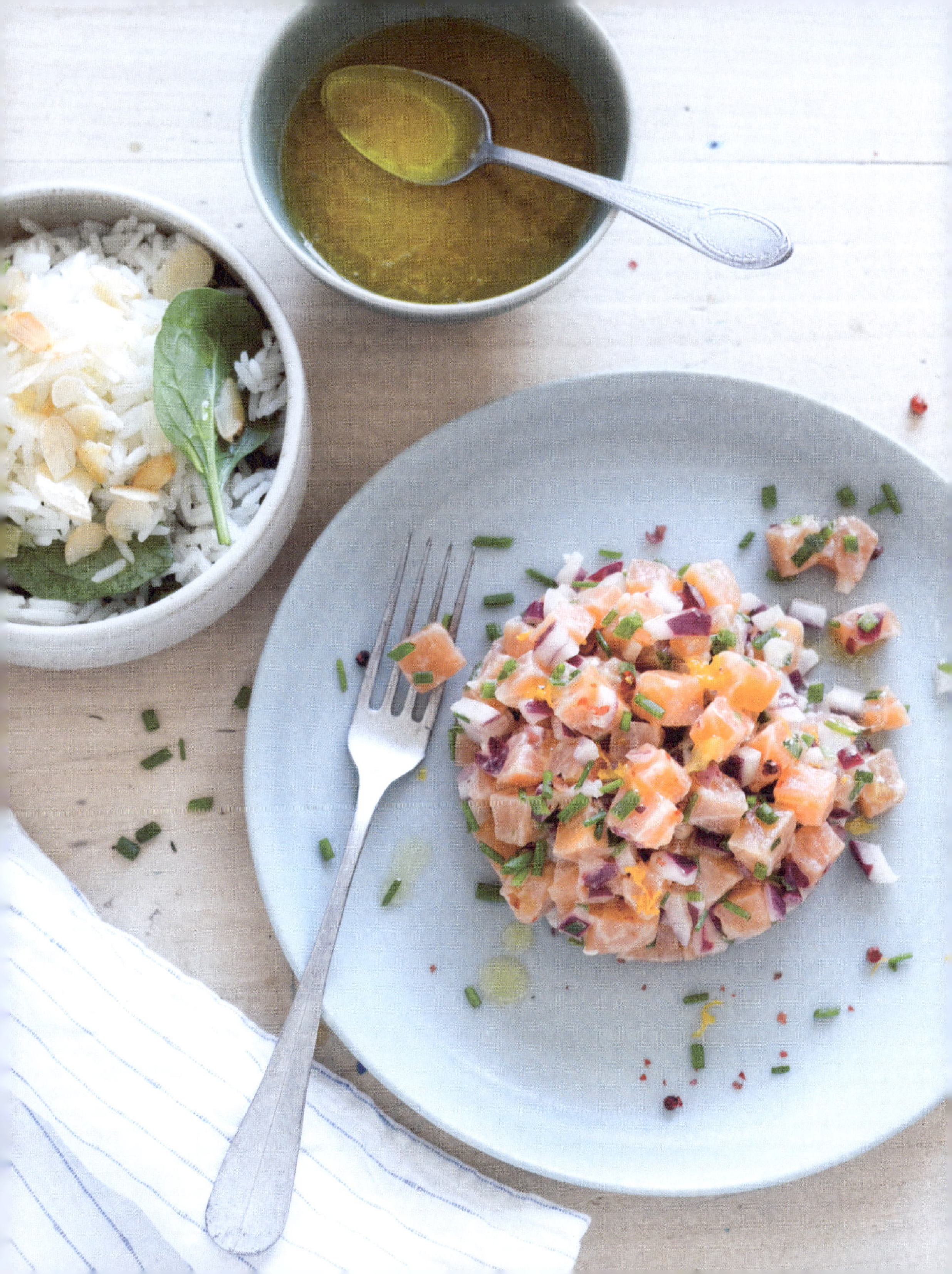

SALADE COLORÉE DE POIS CHICHES AU THON

- 1 boîte de pois chiches (240 g égouttés)
- 1 boîte de thon à l'huile (150 g)
- 150 g de haricots verts (frais ou surgelés)
- 1 avocat
- ½ citron
- 1 petit oignon rouge
- 1 c. à soupe de câpres
- 2 c. à soupe d'huile d'olive ou l'huile du thon
- Sel, poivre

PRÉP. 20 MIN

CUISSON 5 MIN

2 PERS.

Faites cuire les haricots verts à l'eau bouillante salée jusqu'à ce qu'ils soient juste tendres. Comptez 5 min pour des haricots frais, 3 ou 4 min pour des haricots surgelés. Égouttez et laissez refroidir.

Rincez et égouttez les pois chiches. Égouttez le thon en conservant éventuellement un peu d'huile pour l'assaisonnement, puis émiettez-le grossièrement à la fourchette. Coupez l'avocat en dés et arrosez-le aussitôt de 1 c. à soupe de jus de citron pour éviter qu'il noircisse. Émincez finement l'oignon rouge.

Dans un saladier, mélangez les pois chiches, les haricots verts, le thon, l'avocat, l'oignon et les câpres. Arrosez d'huile d'olive (ou utilisez l'huile du thon) et du reste de jus de citron, salez et poivrez. Dégustez aussitôt.

CONSEIL

Pour une touche encore plus gourmande, vous pouvez ajouter quelques olives noires ou du pecorino râpé.

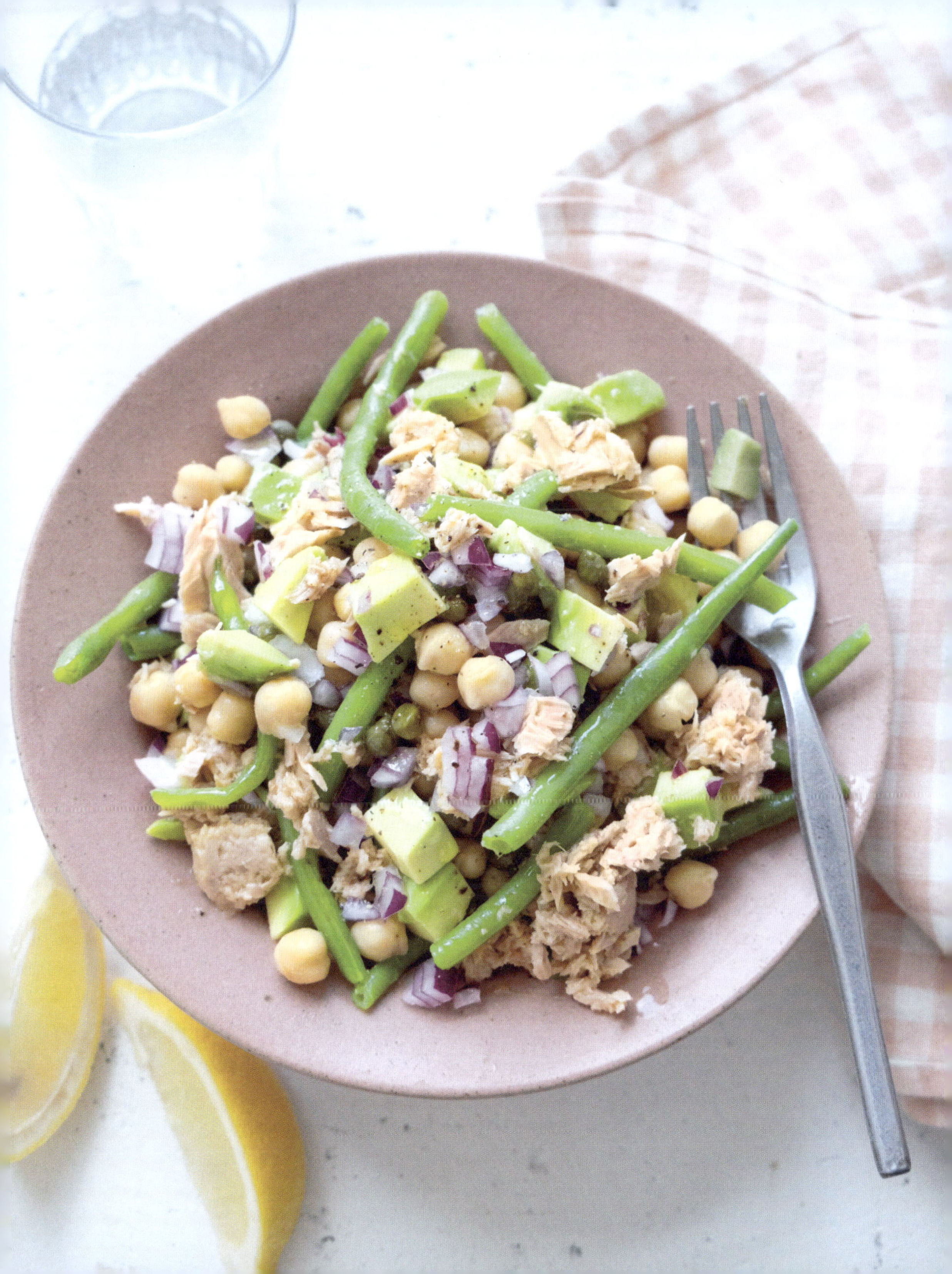

CROQUETTES DE SAUMON,
SALADE DE CONCOMBRE
ET D'ARTICHAUTS

PRÉP. 25 MIN

CUISSON 40 MIN

2 PERS.

Pour les croquettes :

- 1 pavé de saumon (150 g)
- 150 g de pomme de terre
- 100 g de courgette
- 2 c. à soupe de lait
- ½ c. à café de piment d'Espelette
- 3 c. à soupe de farine complète
- 5 brins d'aneth
- 2 jaunes d'œufs
- 50 g de parmesan râpé
- Chapelure
- Huile d'olive
- Sel

Pour la salade :

- 1 concombre
- 6 cœurs d'artichauts au naturel
- 1 avocat
- 4 tomates séchées à l'huile
- 1 c. à soupe de vinaigre balsamique
- 1 c. à soupe d'huile de sésame
- Gros sel, poivre

Faites cuire la pomme de terre coupée en quatre et la courgette en gros tronçons 15 à 20 min à l'eau bouillante. Égouttez.

Coupez le saumon en gros morceaux. À l'aide d'un mixeur plongeant, réduisez les légumes en purée avec le saumon et le lait. Ajoutez le piment d'Espelette et ½ c. à café de sel. Versez la farine, cuillerée par cuillerée, pour épaissir le mélange, puis ajoutez l'aneth ciselé.

Préchauffez le four à 180 °C en mode chaleur tournante. Préparez 3 bols : un avec les jaunes d'œufs battus, un de parmesan et un autre avec de la chapelure.

Avec les mains huilées, formez des boules de pâte au saumon de la taille d'une balle de ping-pong. Trempez-les dans chaque bol et déposez-les sur une plaque recouverte de papier sulfurisé. Arrosez d'huile d'olive et enfournez pour 15 à 20 min, jusqu'à ce que la panure soit bien dorée.

Préparez la salade. Coupez le concombre en fines rondelles et faites-le dégorger 10 min avec du gros sel. Égouttez et essorez avec les mains. Dans un saladier, réunissez le concombre, l'avocat coupé en tranches, les cœurs d'artichauts et des morceaux de tomates séchées.

Préparez une vinaigrette en mélangeant le vinaigre balsamique, l'huile de sésame et du poivre. Versez-la sur la salade et remuez.

Servez les croquettes bien chaudes accompagnées de la salade.

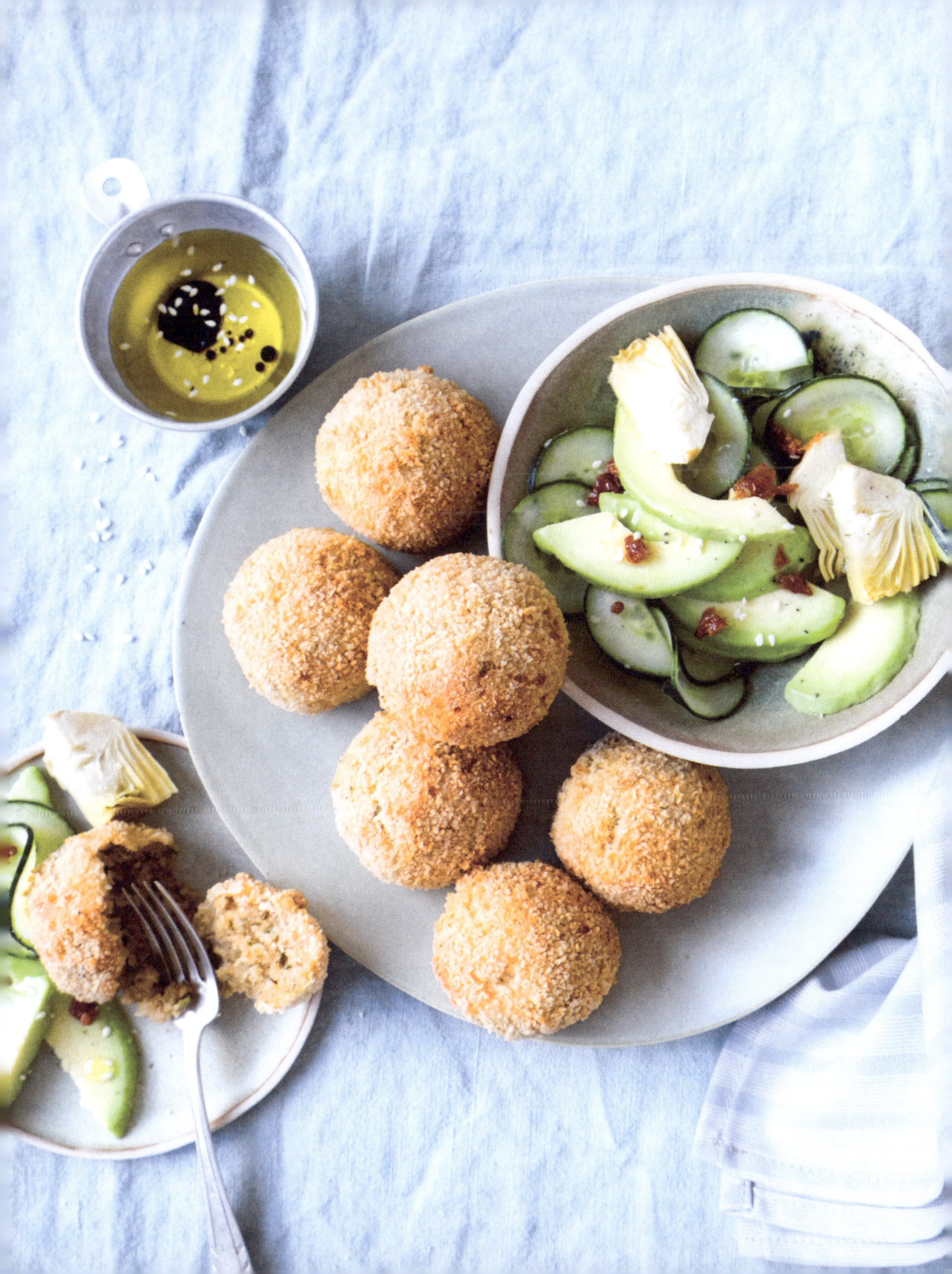

POISSON PANÉ, COURGETTES GRILLÉES ET SEMOULE AU LAIT DE COCO

PRÉP. 15 MIN | CUISSON 20 MIN | 2 PERS.

- 2 filets de poisson blanc (de 150 g chacun)
- 2 courgettes
- 100 g de semoule de blé à grain moyen
- 20 cl de lait de coco
- 1 c. à café de paprika
- 1 tranche de pain complet
- ½ citron
- 1 œuf
- Quelques brins de persil
- Huile d'olive
- Sel, poivre

Préchauffez le four à 200 °C. Dans un grand bol, mélangez 1 c. à soupe l'huile d'olive, le paprika et 1 pincée de sel et de poivre. Ajoutez les courgettes coupées en bâtonnets et mélangez pour les enrober, puis répartissez-les sur une lèchefrite recouverte de papier sulfurisé. Enfournez pour 20 min.

Pendant ce temps, préparez le poisson. Mixez le pain en chapelure et mélangez-le avec le zeste du citron et du poivre. Battez l'œuf dans un bol. Trempez les filets de poisson dans l'œuf battu, puis enrobez-les de chapelure citronnée.

Faites chauffer 2 c. à soupe d'huile dans une poêle. Déposez délicatement les filets panés dedans et faites-les dorer 5 min de chaque côté.

Dans une casserole, portez à ébullition le lait de coco, 10 cl d'eau et 1 pincée de sel. Hors du feu, versez la semoule en pluie en remuant pour éviter les grumeaux. Couvrez et laissez reposer 5 min, jusqu'à ce que la semoule absorbe tout le liquide. Égrainez-la à la fourchette.

Servez le poisson avec la semoule et les courgettes grillées, arrosé d'un filet de jus de citron et parsemé de persil.

CONSEILS

Choisissez du cabillaud, du colin ou du lieu. Selon votre préférence, utilisez du paprika doux ou fumé. Pour encore plus de saveur, ajoutez 1 c. à café d'huile d'olive dans la semoule.

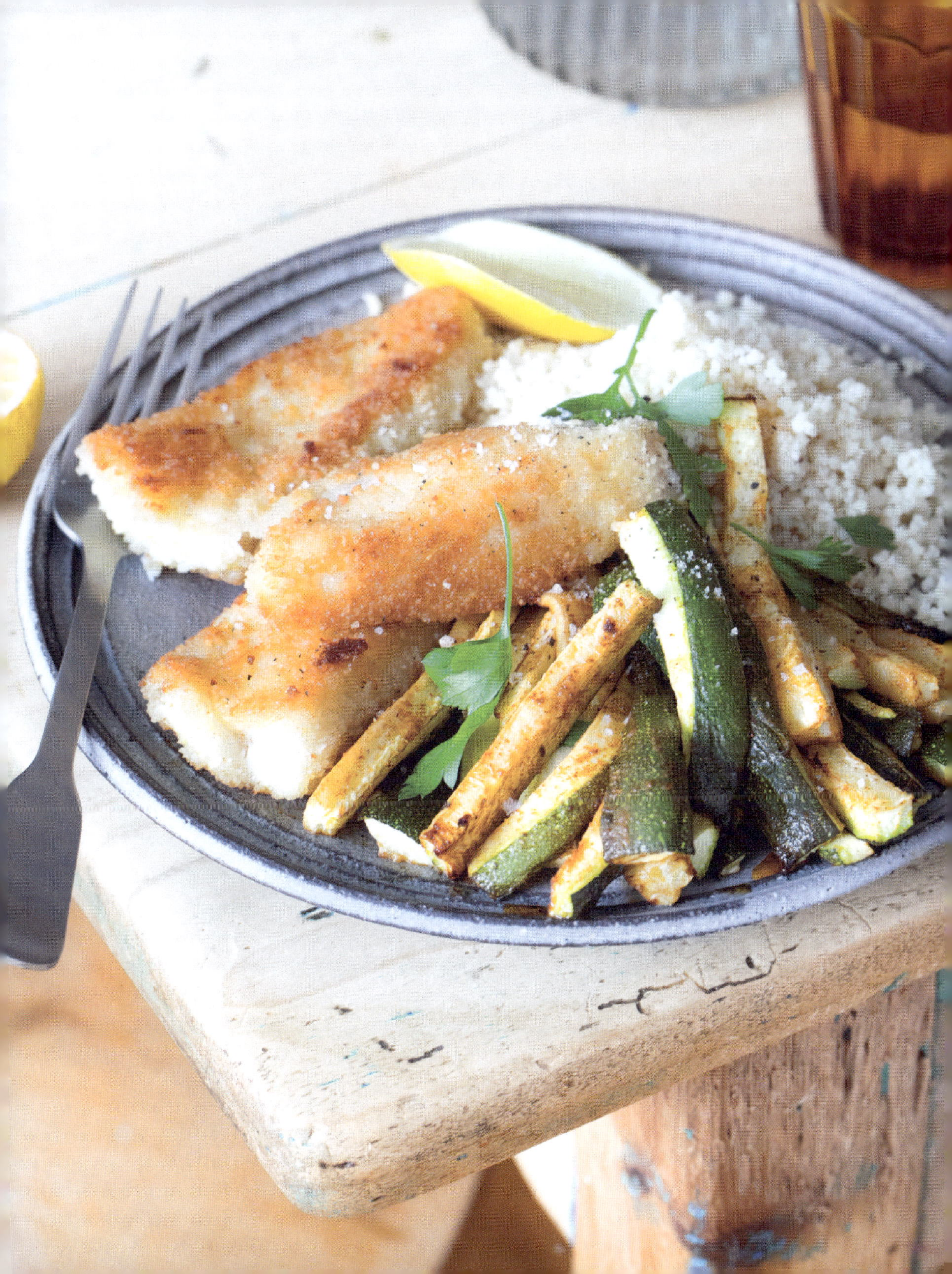

POISSON AU FOUR, QUINOA AU CITRON ET FENOUIL CONFIT

- 2 pavés de poisson de type cabillaud (de 150 g chacun)
- 120 g de quinoa
- 1 bulbe de fenouil
- 1 c. à soupe de vinaigre balsamique
- Graines de sésame
- 1 c. à soupe de sauce soja
- ½ c. à café de gingembre en poudre
- 1 cube de bouillon de légumes
- Le jus de 1 citron
- Quelques brins d'aneth
- Huile d'olive
- Sel, poivre

PRÉP. 20 MIN | CUISSON 35 MIN | 2 PERS.

Préchauffez le four à 180 °C. Coupez le fenouil en fines tranches. Dans une poêle, faites-le revenir avec 1 c. à soupe d'huile d'olive 5 à 7 min, jusqu'à ce qu'il commence à colorer. Ajoutez le vinaigre balsamique, couvrez et laissez mijoter 15 min à feu doux. Parsemez de graines de sésame en fin de cuisson.

Pendant la cuisson du fenouil, préparez le poisson. Dans un petit bol, mélangez 1 c. à soupe d'huile d'olive, la sauce soja et le gingembre. Déposez le poisson dans un plat allant au four, badigeonnez-le de marinade et laissez reposer 5 min, puis enfournez pour 12 à 15 min.

Rincez et égouttez le quinoa. Faites-le cuire 12 à 15 min à l'eau bouillante salée, en y ajoutant le cube de bouillon. Égouttez, puis ajoutez 1 c. à soupe d'huile d'olive, le jus de citron, du sel et du poivre. Mélangez.

Dans chaque assiette, disposez un pavé de poisson, du quinoa citronné et quelques tranches de fenouil confit. Parsemez d'aneth ciselé et servez.

VARIANTE

Selon les arrivages chez votre poissonnier, vous pouvez remplacer le cabillaud par de la dorade.

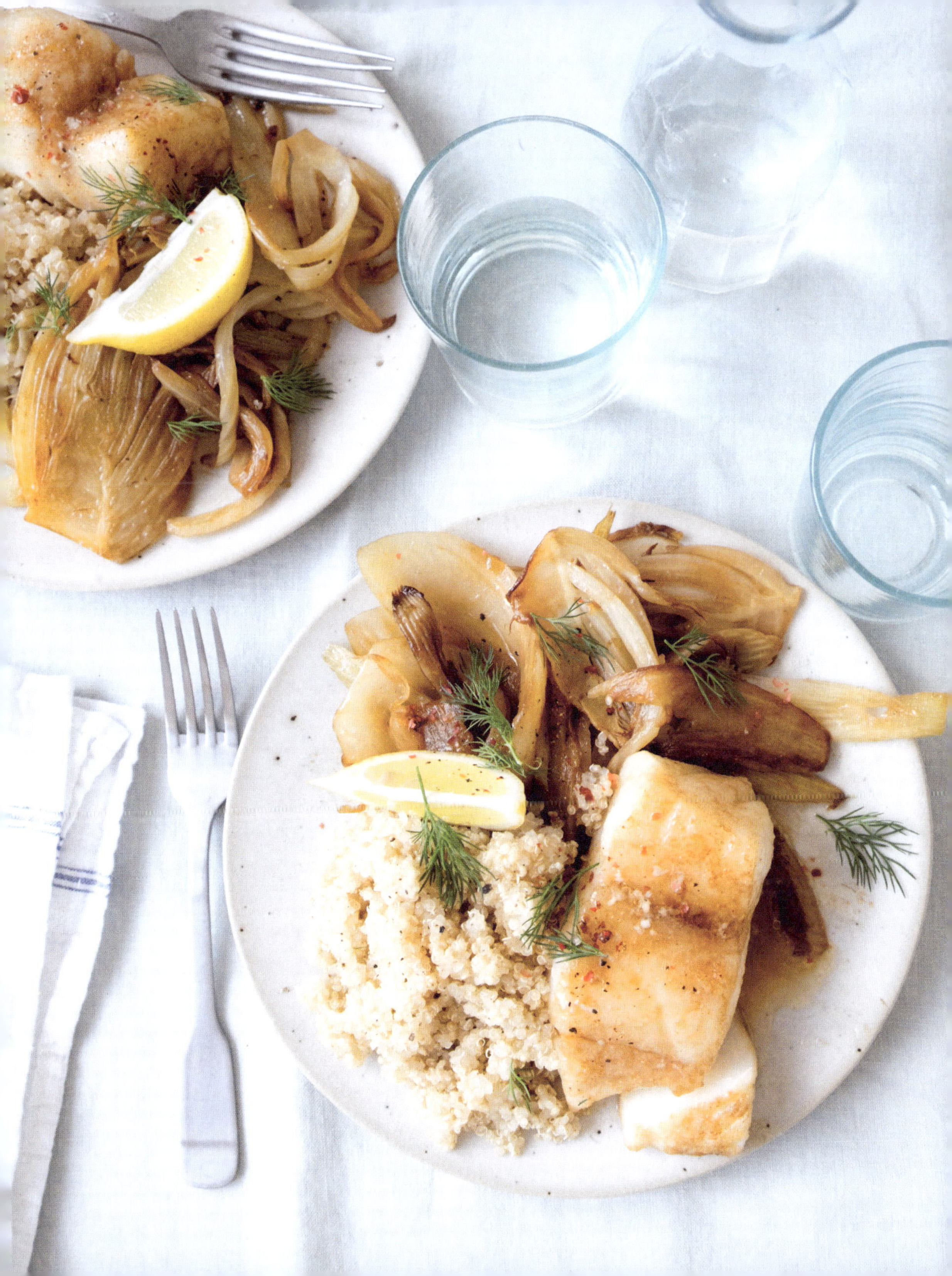

POÊLÉE DE RIZ AUX CREVETTES
ET AUX BLETTES

- 150 g de riz basmati
- 200 g de crevettes crues décortiquées
- 200 g de blettes (feuilles et côtes) émincées
- 2 c. à soupe d'huile d'olive
- 1 échalote
- 40 cl de bouillon de légumes ou d'eau
- 10 cl de crème fraîche légère
- 1 citron
- 40 g de cacahuètes non salées
- Sel, poivre

PRÉP. 20 MIN

CUISSON 25 MIN

2 PERS.

Coupez les feuilles et les côtes de blettes en morceaux. Dans une grande poêle ou une casserole à fond épais, faites chauffer l'huile d'olive à feu moyen. Ajoutez l'échalote émincée et faites-la revenir 2 à 3 min, jusqu'à ce qu'elle soit translucide. Ajoutez les blettes et faites-les cuire 5 à 7 min, jusqu'à ce qu'elles réduisent. Versez le riz dans la poêle et mélangez.

Versez le bouillon et portez à ébullition. Ajoutez les crevettes, couvrez et laissez cuire 12 à 15 min à feu doux, en remuant de temps en temps, jusqu'à ce que le riz soit cuit.

Mélangez dans un petit bol la crème fraîche avec le jus et le zeste de citron. Salez et poivrez.

Une fois le riz cuit, ajoutez les cacahuètes concassées, versez la crème au citron et mélangez. Laissez cuire encore quelques minutes. Servez bien chaud.

VARIANTES

Vous pouvez utiliser des crevettes fraîches ou surgelées. Il est aussi possible de remplacer la crème fraîche par de la crème végétale.

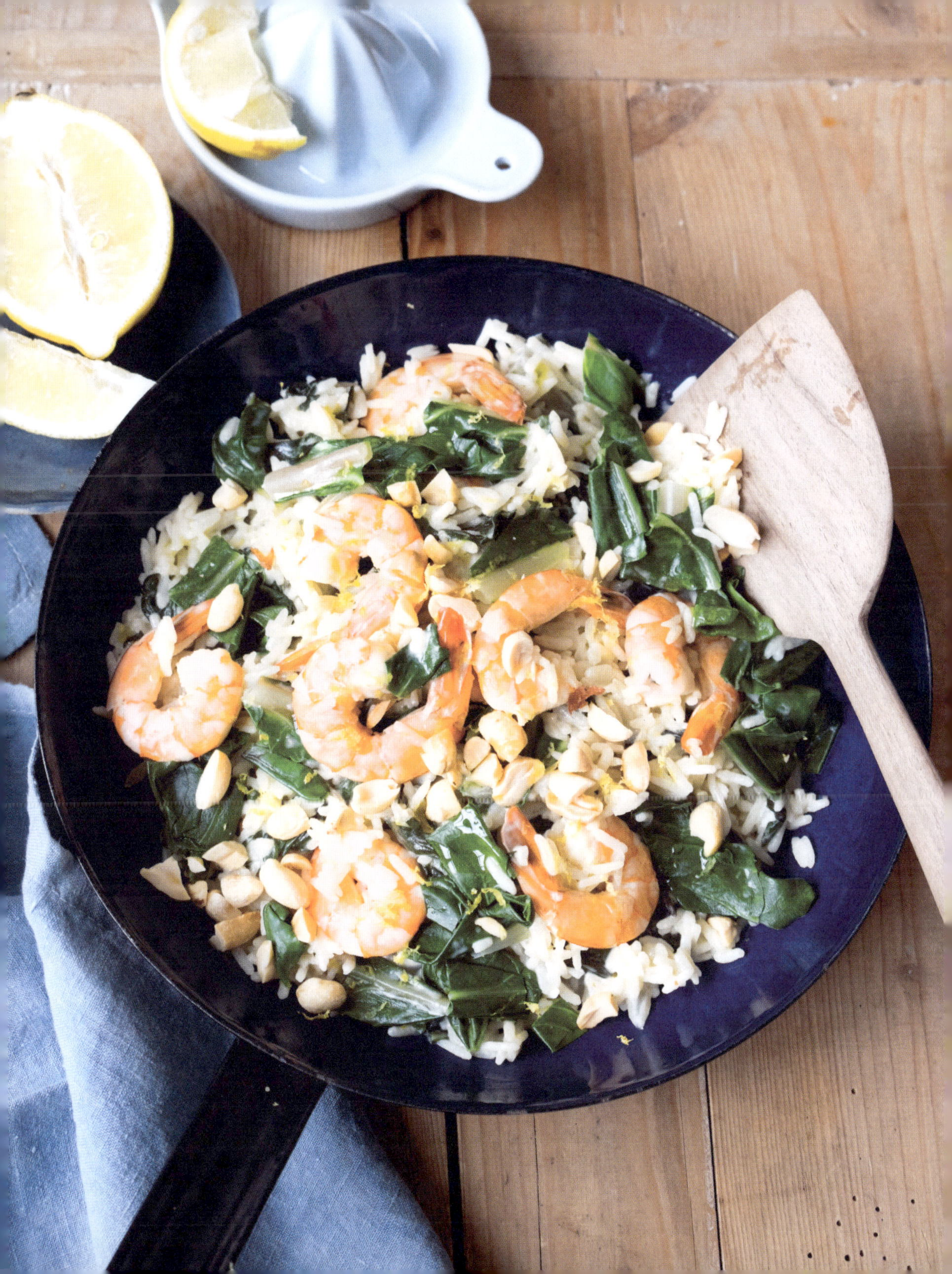

LINGUINE AUX CREVETTES, FONDUE DE POIREAU ET PETITS POIS

- 200 g de linguine
- 150 g de crevettes crues décortiquées (fraîches ou surgelées)
- 1 poireau
- 75 g de petits pois surgelés
- 1 petite échalote
- 1 c. à soupe d'huile d'olive
- 1 c. à soupe de moutarde
- 5 cl de vin blanc
- Sel

PRÉP. 10 MIN

CUISSON 20 MIN

2 PERS.

Émincez finement le poireau et l'échalote. Dans une poêle, faites-les cuire avec l'huile d'olive 10 min à feu doux, jusqu'à ce qu'ils soient fondants.

Incorporez la moutarde et le vin blanc, puis ajoutez les petits pois et laissez cuire encore 5 min à couvert. Ajoutez les crevettes et laissez cuire 2 ou 3 min.

Pendant ce temps, faites cuire les linguine à l'eau bouillante salée selon les indications du paquet. Égouttez-les et réservez.

Mélangez les linguine avec la fondue de poireau aux crevettes et servez aussitôt.

CONSEIL

Si vous utilisez des crevettes surgelées, faites-les d'abord décongeler en les plaçant dans un bol d'eau froide pendant 15 min. Égouttez-les et épongez-les avec un torchon ou du papier absorbant.

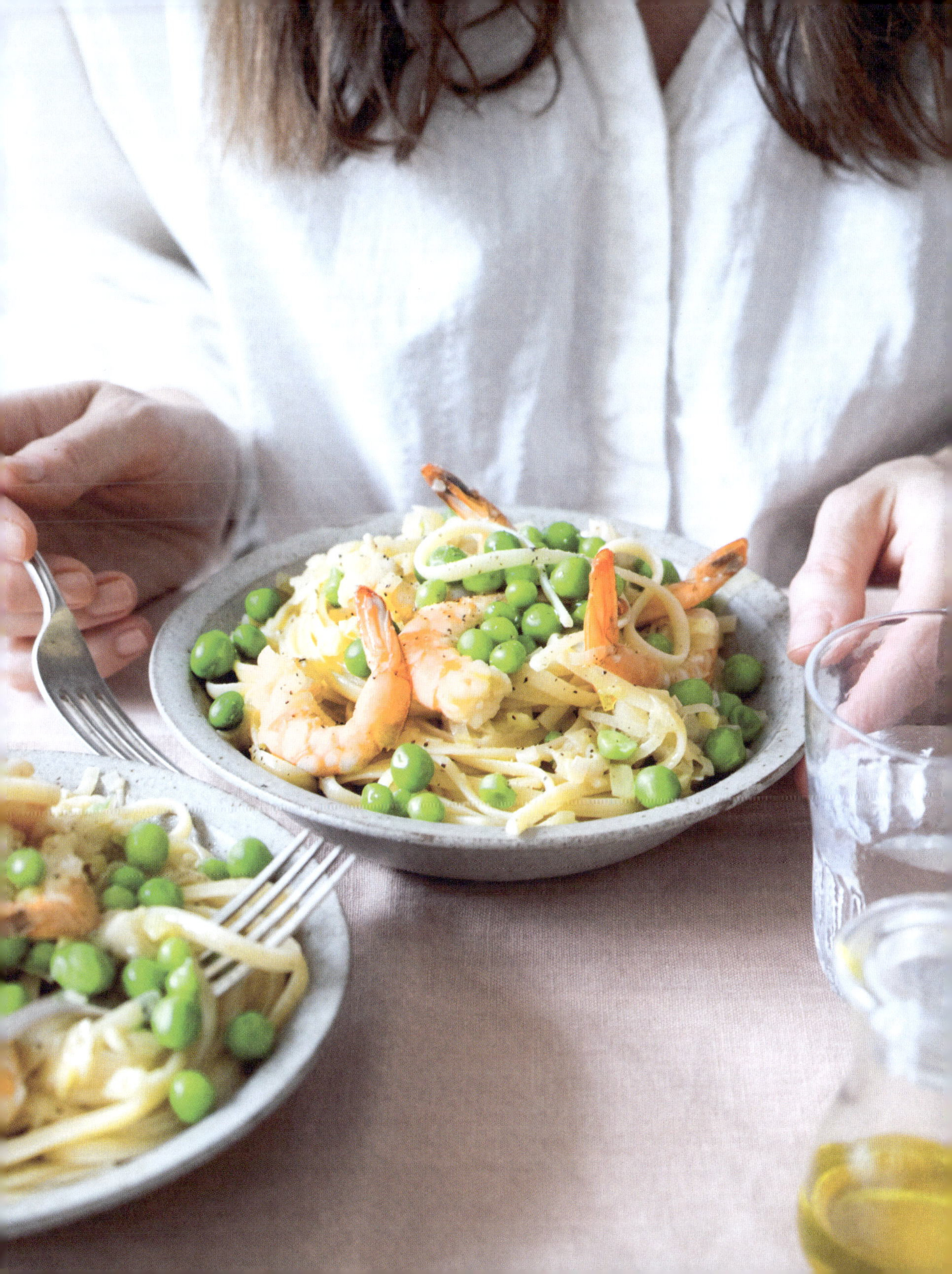

SALADE DE QUINOA AU MELON, CONCOMBRE ET ŒUF MOLLET

- 150 g de quinoa
- 100 g de billes de melon
- ½ concombre
- 2 œufs
- 50 cl de bouillon de légumes
- ½ c. à café de cannelle
- 50 g de roquette
- 50 g de fromage bleu

Pour la vinaigrette :

- 2 c. à soupe d'huile d'olive
- 1 c. à soupe de moutarde à l'ancienne
- 1 c. à soupe de vinaigre balsamique
- Sel, poivre

PRÉP. 12 MIN

CUISSON 20 MIN

2 PERS.

Rincez et égouttez le quinoa. Portez le bouillon à ébullition. Ajoutez le quinoa et la cannelle. Baissez le feu, couvrez et laissez mijoter 12 à 15 min, jusqu'à ce que tout le liquide soit absorbé. Retirez du feu et laissez reposer 5 min, puis aérez à la fourchette.

Pendant la cuisson du quinoa, plongez les œufs 6 min dans une petite casserole d'eau bouillante pour qu'ils soient mollets. Retirez-les et placez-les aussitôt dans un bol d'eau froide. Écalez-les.

Dans un grand saladier, mélangez le quinoa refroidi, les billes de melon, le concombre coupé en petits dés et la roquette. Ajoutez le fromage coupé en morceaux.

Préparez une vinaigrette en mélangeant l'huile d'olive, la moutarde et le vinaigre balsamique, du sel et du poivre. Versez-la sur la salade et mélangez.

Répartissez la salade dans les assiettes et ajoutez un œuf mollet coupé en deux sur le dessus.

VARIANTE

Hors saison, vous pouvez remplacer les billes de melon par des morceaux de poire ou d'autres fruits juteux.

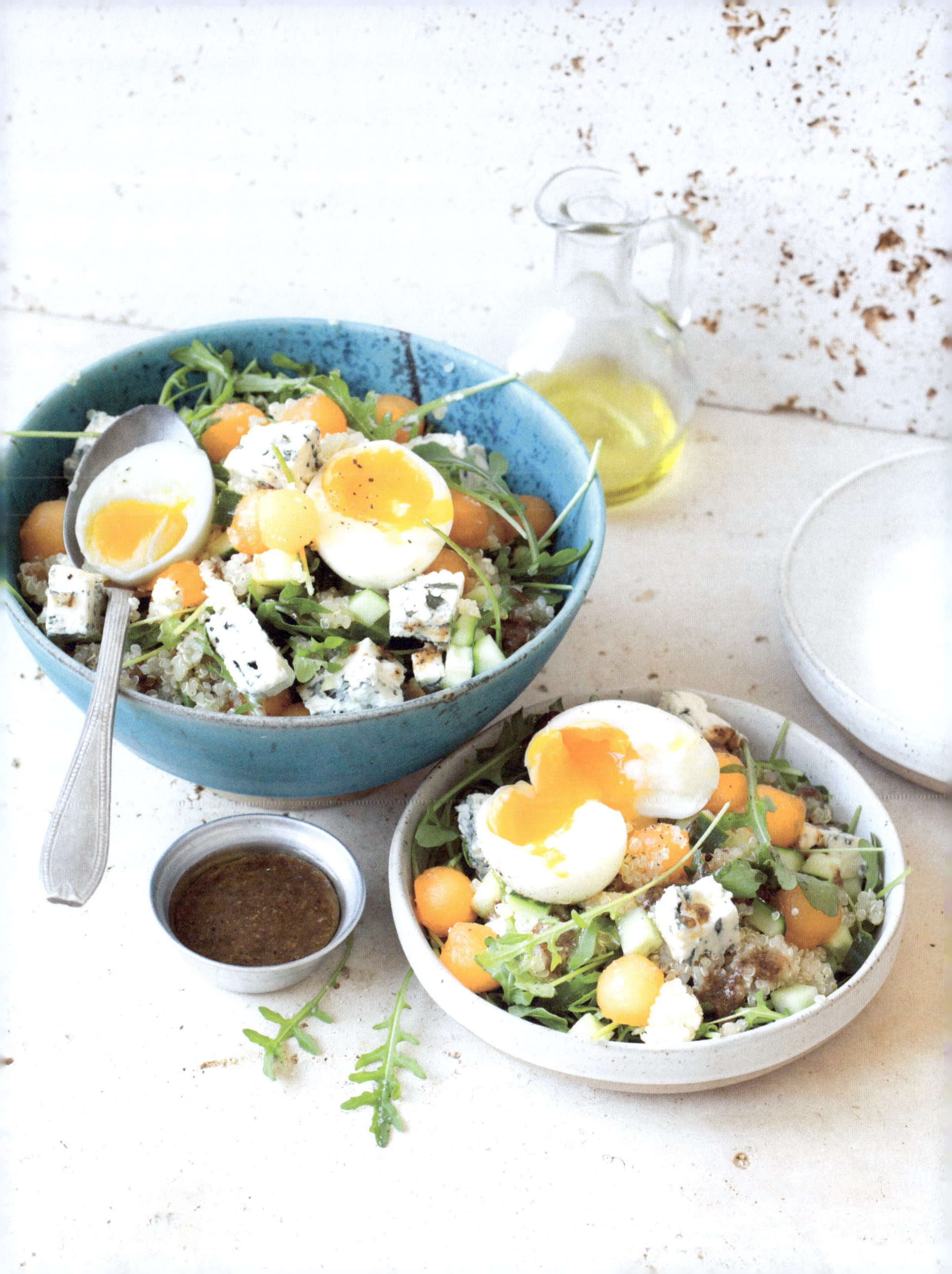

ŒUFS BROUILLÉS,
POLENTA CRÉMEUSE ET ASPERGES GRILLÉES AUX NOISETTES

- 4 œufs
- 100 g de polenta instantanée
- 1 petite botte d'asperges vertes (environ 200 g)
- 30 g de noisettes
- 2 c. à soupe d'huile d'olive
- 20 cl de lait
- 10 cl de crème liquide
- 30 g de beurre
- 1 tomate
- Sel, poivre

PRÉP. 15 MIN | CUISSON 15 MIN | 2 PERS.

Préchauffez le four à 200 °C. Coupez la partie dure des asperges à la base. Déposez-les sur une plaque de cuisson avec les noisettes, arrosez de 1 c. à soupe d'huile d'olive, salez et poivrez. Enfournez pour 15 min.

Pendant ce temps, préparez la polenta. Dans une casserole, portez à ébullition le lait et la crème. Versez la polenta en pluie en fouettant pour éviter les grumeaux. Laissez cuire 3 min en remuant, jusqu'à ce que la polenta épaississe. Hors du feu, incorporez le beurre, salez et poivrez. Réservez au chaud.

Coupez la tomate en petits dés. Dans un bol, battez légèrement les œufs à la fourchette, salez et poivrez. Faites chauffer le reste d'huile d'olive dans une poêle à feu doux. Ajoutez les dés de tomate et faites-les revenir 2 min. Versez les œufs dans la poêle et remuez doucement avec une spatule, jusqu'à ce qu'ils soient cuits mais encore moelleux.

Servez aussitôt avec les asperges et la polenta.

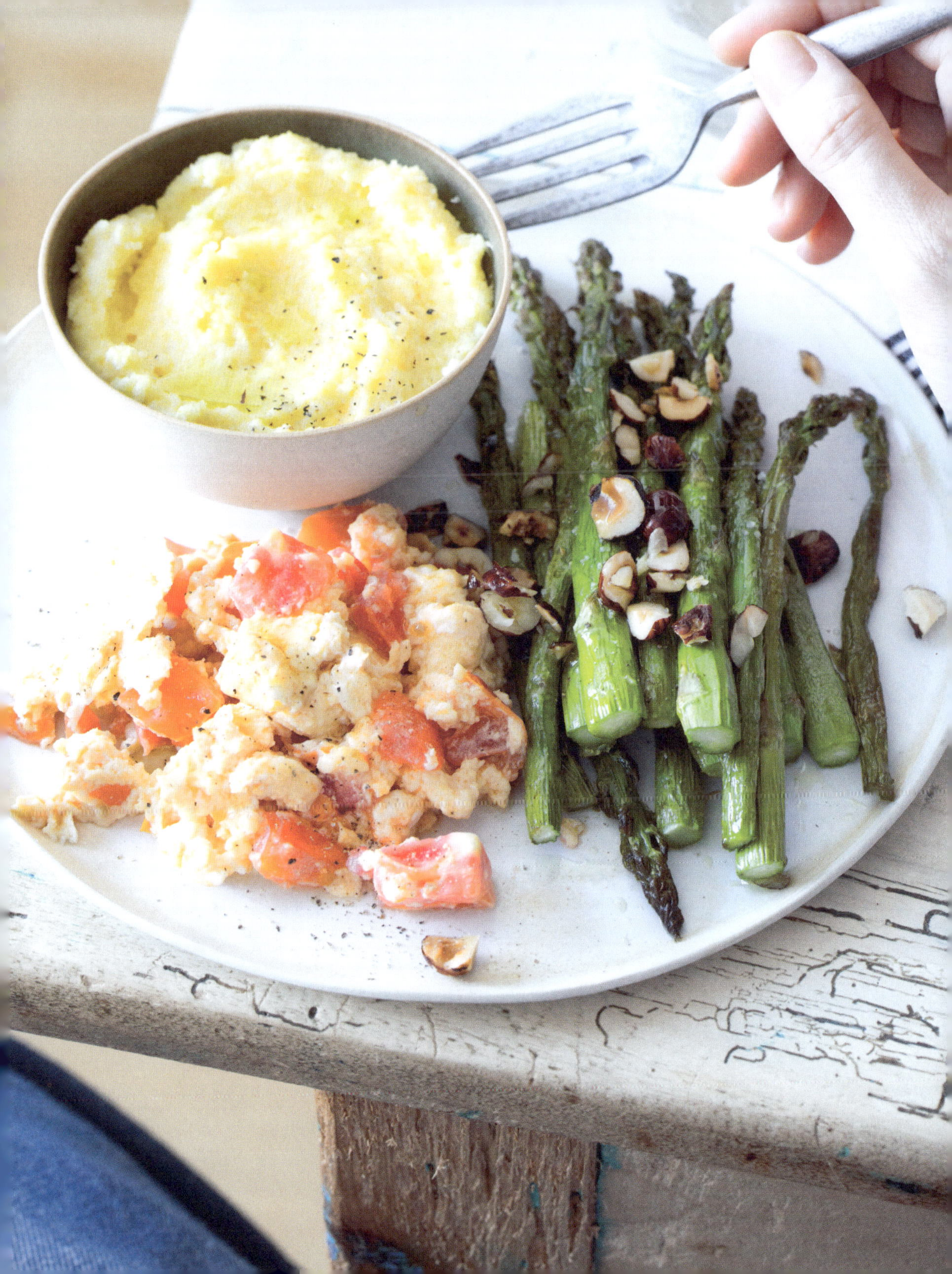

ŒUFS COCOTTE
ET COURGETTE AU CURRY

- 2 œufs
- 1 courgette
- 1 c. à soupe de lait
- 1 c. à café de curry en poudre
- 2 c. à soupe de crème liquide
- 2 tranches de pain de campagne
- 1 gousse d'ail
- Thym
- Tabasco® (facultatif)
- Huile d'olive
- Sel

PRÉP. 15 MIN

CUISSON 25 MIN

2 PERS.

Coupez la courgette en gros tronçons, sans l'éplucher. Faites-la cuire 10 min à la vapeur. Mixez en purée lisse avec le lait, puis ajoutez le curry et du sel.

Préchauffez le four à 180 °C. Répartissez la purée de courgette dans deux ramequins. Cassez 1 œuf dans chacun et versez 1 c. à soupe de crème. Enfournez pour 10 min au bain-marie (en plaçant les ramequins dans un plat avec un fond d'eau chaude).

Pendant ce temps, préparez les mouillettes. Frottez le pain avec la gousse d'ail coupée en deux, versez un filet d'huile d'olive et parsemez de thym. Ajoutez éventuellement une goutte de Tabasco® sur chaque tranche.

Retirez le plat avec les ramequins du four et laissez les œufs finir de cuire 1 à 2 min selon la consistance souhaitée pour le jaune. Réglez le four en mode gril à 240 °C et faites griller le pain quelques minutes. Dégustez les œufs accompagnés de mouillettes.

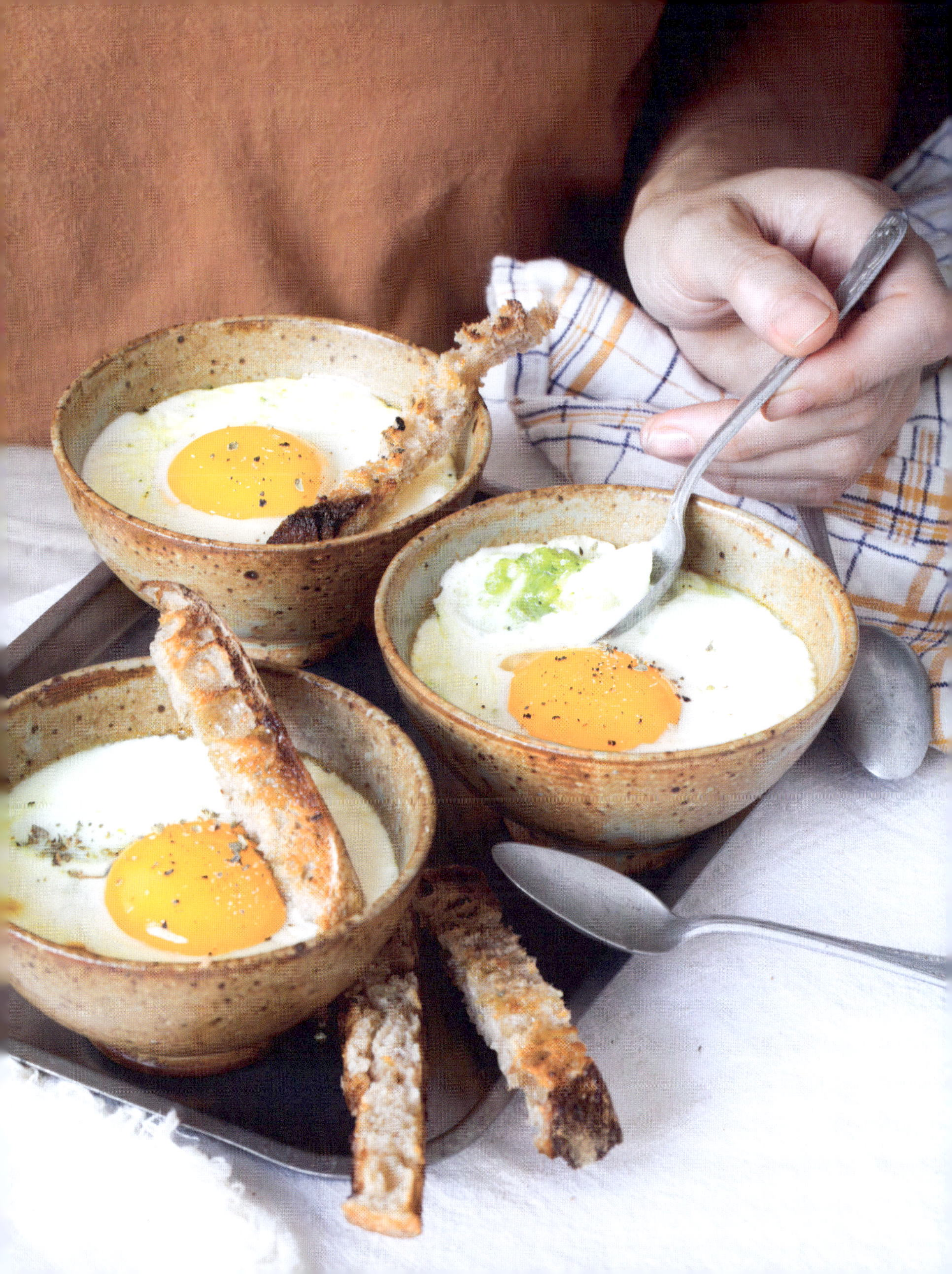

OMELETTE AU POTIRON
ET AUX ÉPINARDS, SALADE CROQUANTE AUX NOIX

- 4 œufs
- 150 g de potiron
- 2 poignées de pousses d'épinards fraîches
- 1 pomme de terre
- 1 échalote
- 1 pincée de cannelle
- 2 ½ c. à soupe d'huile d'olive
- Sel, poivre

Pour la salade :

- 1 petite laitue ou salade verte
- 1 petite pomme (facultatif)
- 30 g de cerneaux de noix
- 1 c. à café de vinaigre de cidre
- 1 c. à café de sirop d'érable ou de miel
- 1 c. à café de moutarde à l'ancienne
- 1 c. à soupe d'huile d'olive

PRÉP. 20 MIN | CUISSON 25 MIN | 2 PERS.

Épluchez la pomme de terre et le potiron, et coupez-les en dés. Faites cuire la pomme de terre 10 min à l'eau bouillante salée. Égouttez.

Dans une poêle, faites revenir l'échalote hachée, le potiron et la cannelle avec 2 c. à soupe d'huile d'olive pendant 8 à 10 min. Ajoutez les épinards pour les faire tomber, puis la pomme de terre. Salez et poivrez.

Préparez la salade. Placez la laitue dans un saladier, ajoutez éventuellement la pomme coupée en lamelles et les cerneaux de noix. Préparez une vinaigrette en mélangeant le vinaigre de cidre, le sirop d'érable, la moutarde, du sel, du poivre et l'huile d'olive. Versez-la sur la salade et mélangez.

Battez les œufs dans un bol et poivrez. Versez les légumes dans les œufs battus et mélangez. Mettez le reste d'huile dans la poêle et versez le mélange œufs-légumes. Faites cuire à feu doux jusqu'à ce que l'omelette soit prise.

Servez l'omelette accompagnée de la salade.

ASTUCE

Pour plus de gourmandise, vous pouvez parsemer de fromage râpé et plier l'omelette en deux avant de la servir.

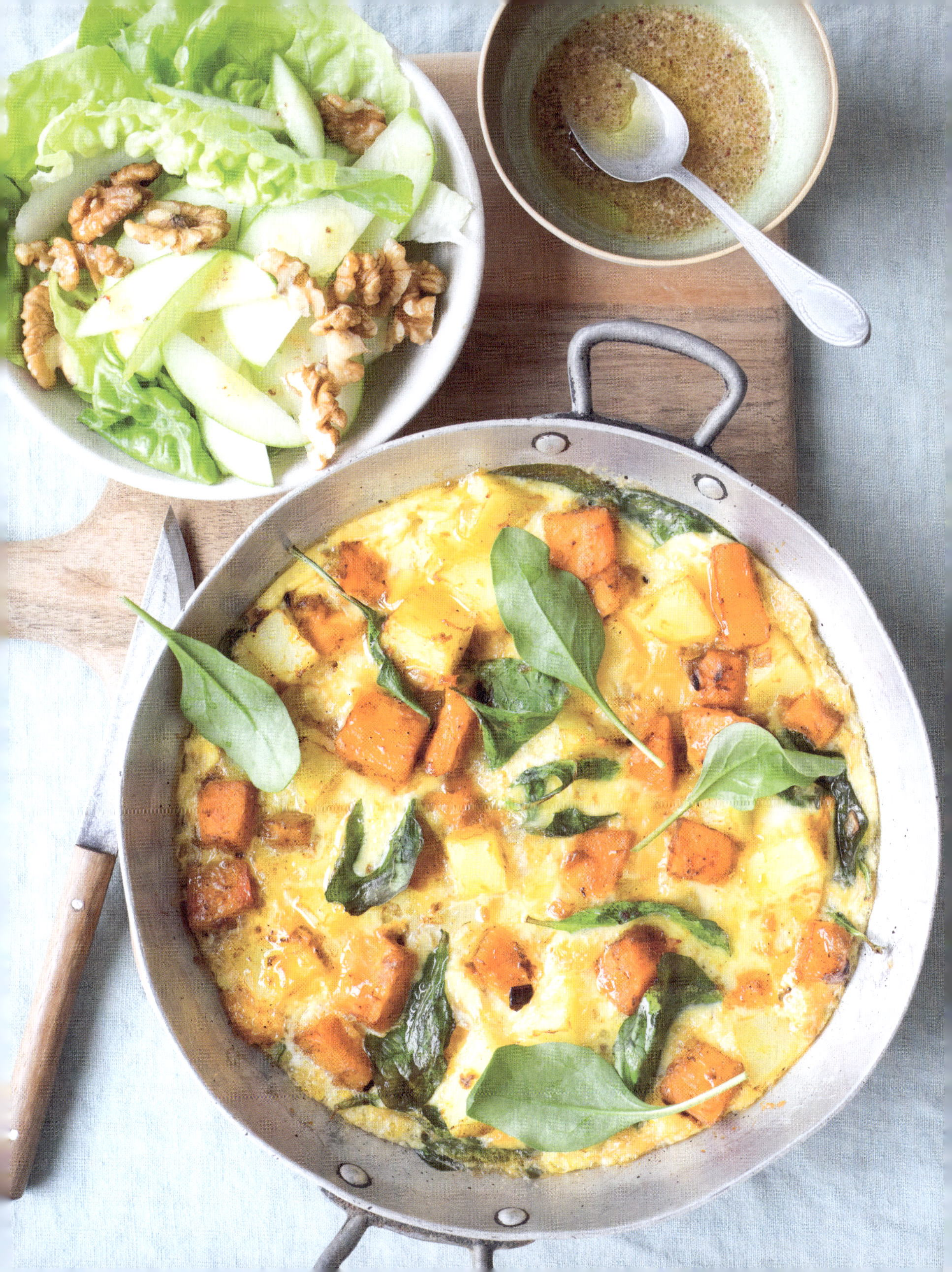

POÊLÉE DE BLÉ
AUX HARICOTS VERTS, TOMATES ET LANIÈRES D'OMELETTE

- 120 g de blé Ebly®
- 150 g de haricots verts (frais ou surgelés)
- 4 œufs
- 8 à 10 tomates cerises
- 5 g de beurre
- 50 g de comté râpé
- Huile d'olive
- Quelques feuilles de basilic
- Sel, poivre

PRÉP. 10 MIN

CUISSON 15 MIN

2 PERS.

Faites cuire le blé environ 10 min à l'eau bouillante salée. Égouttez-le, ajoutez le beurre et réservez.

Faites cuire les haricots verts à l'eau bouillante salée ; comptez 5 min pour des haricots frais, 3 ou 4 min pour des haricots surgelés. Égouttez-les et passez-les sous l'eau froide.

Battez les œufs dans un bol, ajoutez le comté, salez et poivrez. Versez-les dans une poêle chaude huilée et faites cuire à feu doux jusqu'à ce que l'omelette soit prise mais encore moelleuse. Pliez-la en deux et laissez-la tiédir, puis coupez-la en fines lanières.

Dans la poêle, faites sauter les haricots verts 2 à 3 min dans 1 c. à soupe d'huile d'olive pour les réchauffer. Ajoutez les tomates cerises coupées en deux, le basilic et le blé cuit, puis mélangez.

Dans chaque assiette, déposez un dôme de blé aux légumes et ajoutez des lanières d'omelette.

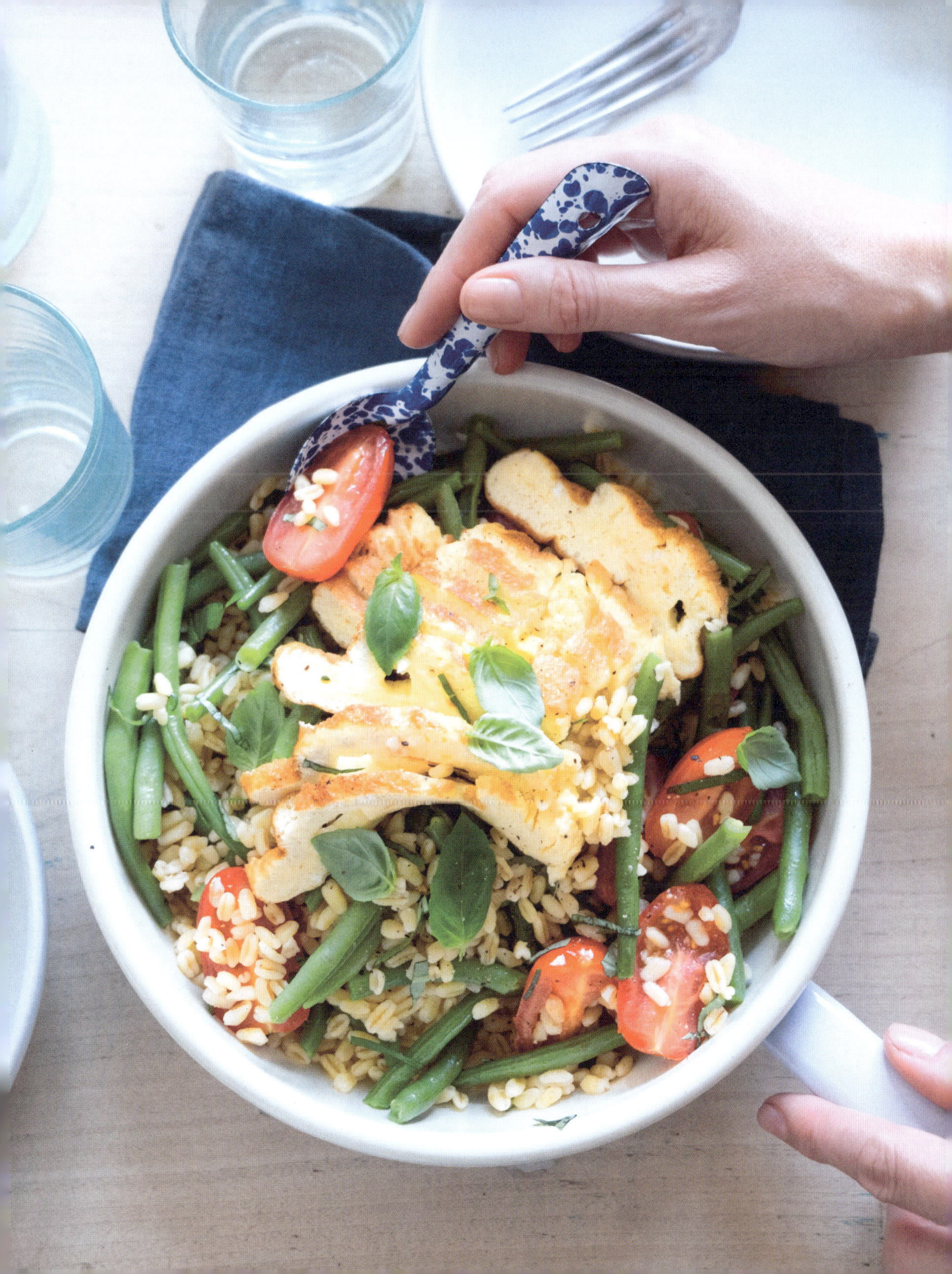

SALADE DE LENTILLES
AU FROMAGE GRILLÉ, BETTERAVE ET POMME

- 150 g de lentilles vertes
- 150 g de halloumi ou de feta
- 1 betterave cuite
- 1 pomme verte
- 2 c. à soupe de ciboulette ciselée
- 1 c. à soupe de vinaigre balsamique
- Huile d'olive
- Sel, poivre

PRÉP. 15 MIN

CUISSON 25 MIN

2 PERS.

Faites cuire les lentilles 20 à 25 min à l'eau bouillante, jusqu'à ce qu'elles soient tendres mais encore fermes. Égouttez et laissez tiédir.

Coupez le fromage en tranches épaisses. Dans une poêle, faites-le frire avec 1 c. à soupe d'huile d'olive 2 à 3 min de chaque côté, à feu moyen, jusqu'à ce qu'il soit doré et légèrement croustillant. Réservez.

Coupez la betterave en petits dés et la pomme en fines lamelles. Dans un grand saladier, mélangez les lentilles cuites, la betterave, la pomme et la ciboulette. Ajoutez 1 c. à soupe d'huile d'olive et le vinaigre balsamique. Salez et poivrez, puis mélangez délicatement.

Répartissez la salade dans des assiettes. Déposez les tranches de fromage grillé dessus. Vous pouvez ajouter un filet d'huile d'olive supplémentaire pour lier les saveurs.

CONSEIL

Pour apporter un peu de croquant, ajoutez des graines de courge.

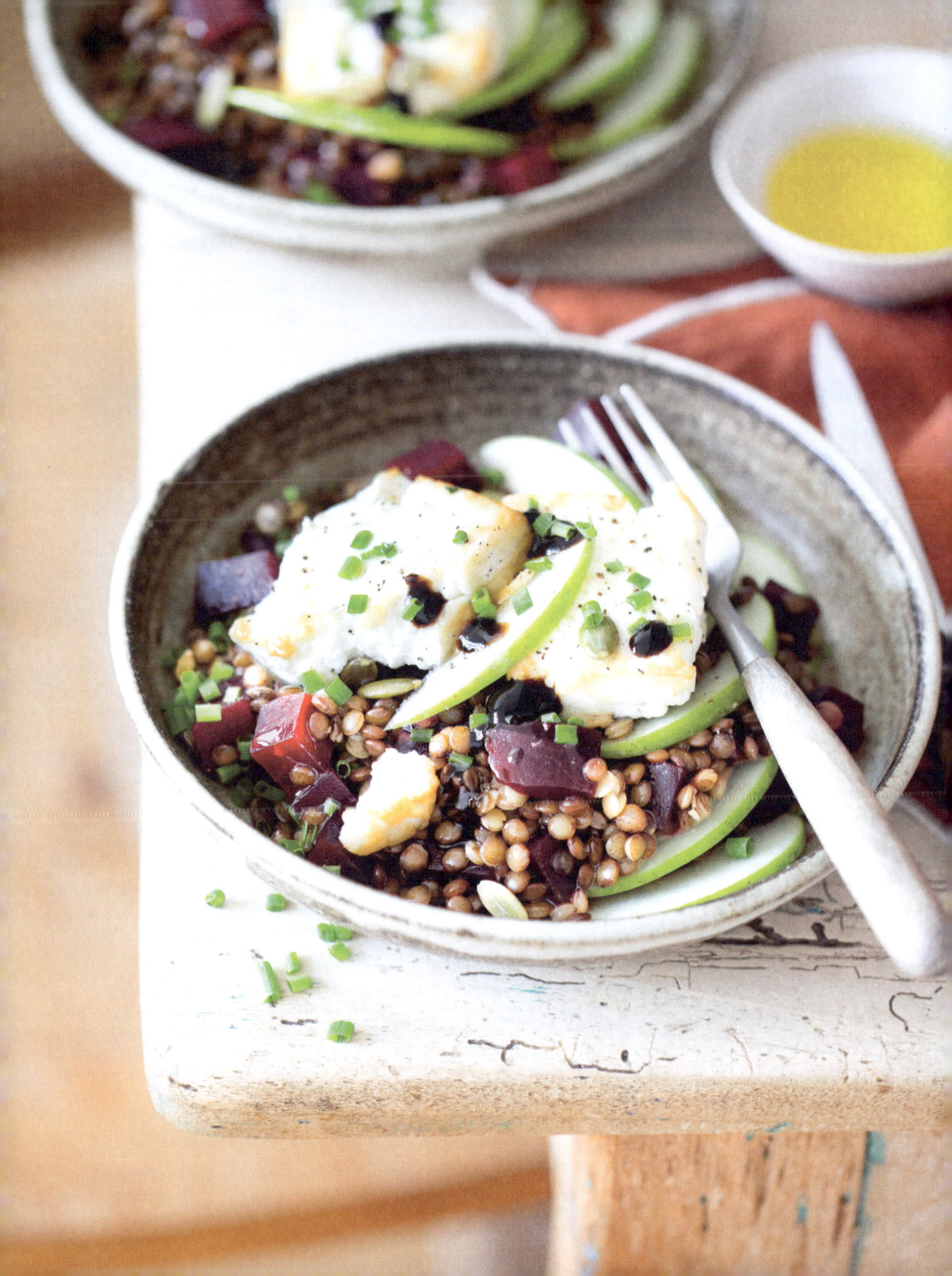

GALETTES DE SARRASIN,
POIREAUX BÉCHAMEL ET TOFU FUMÉ

PRÉP. 20 MIN | REPOS 30 MIN | CUISSON 35 MIN | 4 GALETTES

Pour les galettes :

- 100 g de farine de sarrasin
- 1 pincée de sel
- 1 œuf (facultatif)

Pour la garniture :

- 2 poireaux
- 150 g de tofu fumé
- 25 g de noix
- 25 g de beurre
- 1 c. à soupe de farine
- 20 cl de lait ou de boisson végétale
- 1 pincée de noix de muscade
- Huile d'olive
- Sel, poivre

Dans un grand bol, mélangez la farine de sarrasin et le sel. Ajoutez progressivement 25 cl d'eau, tout en fouettant pour éviter les grumeaux. Pour une pâte plus souple, vous pouvez ajouter l'œuf. Laissez reposer 30 min.

Pendant ce temps, préparez la garniture. Coupez les poireaux en fines rondelles. Faites-les revenir dans une poêle avec 5 g de beurre ou d'huile d'olive 8 à 10 min à feu moyen, jusqu'à ce qu'ils soient fondants. Salez et poivrez.

Dans une petite casserole, faites fondre le reste du beurre. Ajoutez la farine et fouettez pendant 1 min pour obtenir un roux. Ajoutez le lait progressivement tout en fouettant. Assaisonnez avec du sel, du poivre et la muscade. Mélangez les poireaux avec cette béchamel et réservez.

Coupez le tofu en dés. Faites-le dorer 5 à 7 min dans une poêle avec un filet d'huile.

Faites chauffer une poêle à crêpes ou une grande poêle antiadhésive avec un peu d'huile d'olive. Versez-y une petite louche de pâte et répartissez-la uniformément. Faites cuire la galette 2 min de chaque côté. Répétez l'opération pour les 3 autres.

Sur chaque galette, étalez une généreuse couche de poireaux à la béchamel. Ajoutez quelques dés de tofu fumé et des noix, pliez en deux ou en quatre et dégustez.

CONSEIL

Accompagnez de laitue iceberg croquante parsemée de graines de courge.

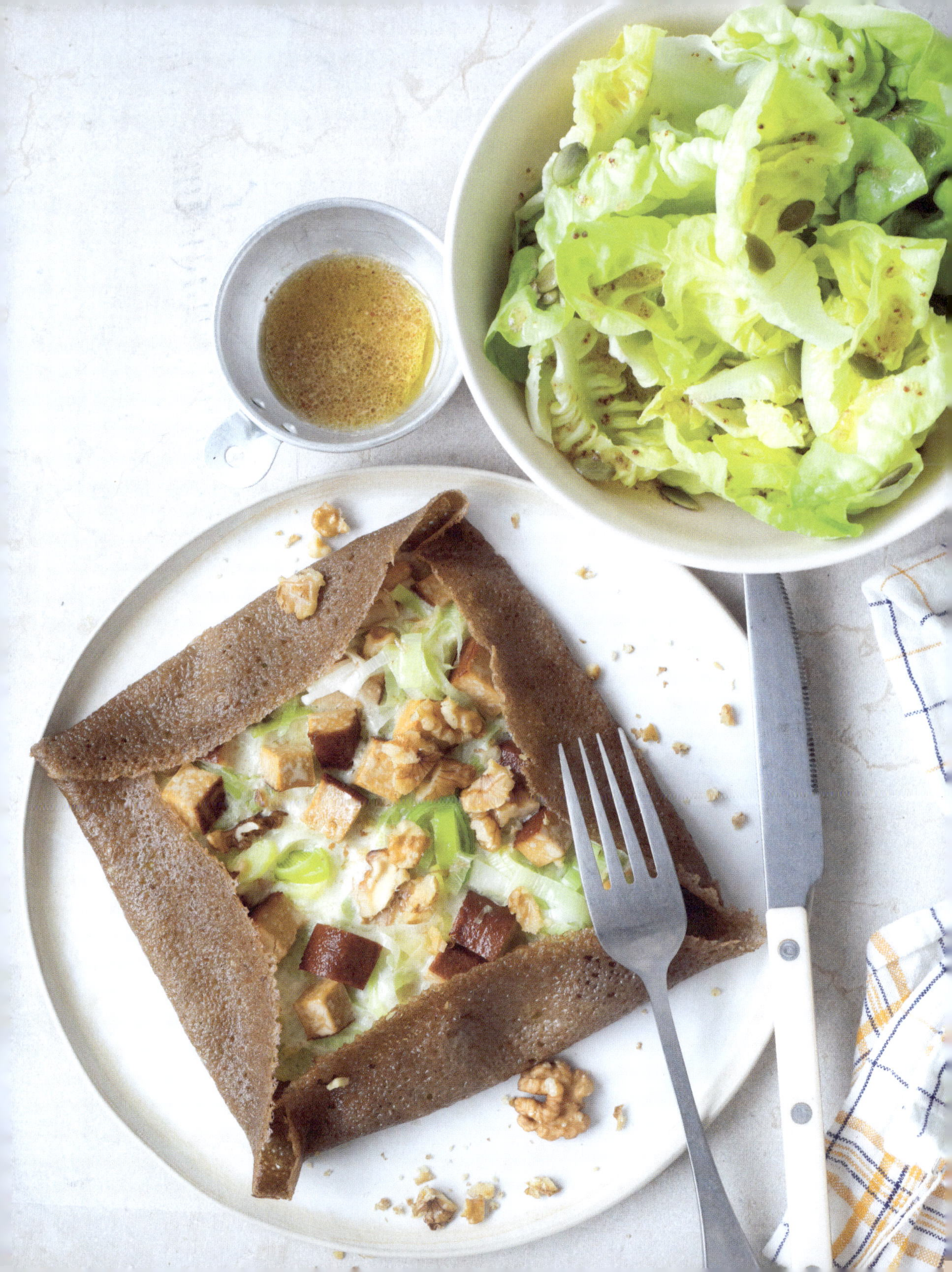

FAJITAS AUX LENTILLES,
BURRATA ET PISTACHES

- 4 tortillas de blé ou de maïs
- 100 g de lentilles corail
- ½ laitue iceberg
- 2 c. à soupe de pistaches non salées
- 1 burrata (environ 150 g)
- 1 cube de bouillon de légumes
- 1 c. à soupe d'huile d'olive
- 1 c. à café de cumin (facultatif)
- Sauce pimentée type Tabasco® (facultatif)
- Sel, poivre

PRÉP. 10 MIN

CUISSON 15 MIN

2 PERS.

Faites cuire les lentilles corail dans deux fois leur volume d'eau avec le cube de bouillon pendant 10 à 12 min. Égouttez-les, ajoutez l'huile d'olive, du sel, du poivre et éventuellement le cumin. Mélangez et laissez tiédir.

Pendant la cuisson des lentilles, hachez finement la laitue iceberg. Concassez les pistaches.

Réchauffez les tortillas dans une poêle chaude ou au micro-ondes pour les assouplir. Sur chacune, étalez une portion de lentilles. Ajoutez une poignée de laitue, puis déposez des morceaux de burrata. Parsemez de pistaches. Pour apporter un peu de piquant, vous pouvez ajouter quelques gouttes de sauce pimentée. Dégustez aussitôt.

CONSEIL

Pour intensifier la saveur des pistaches, vous pouvez les torréfier légèrement à sec dans une poêle.

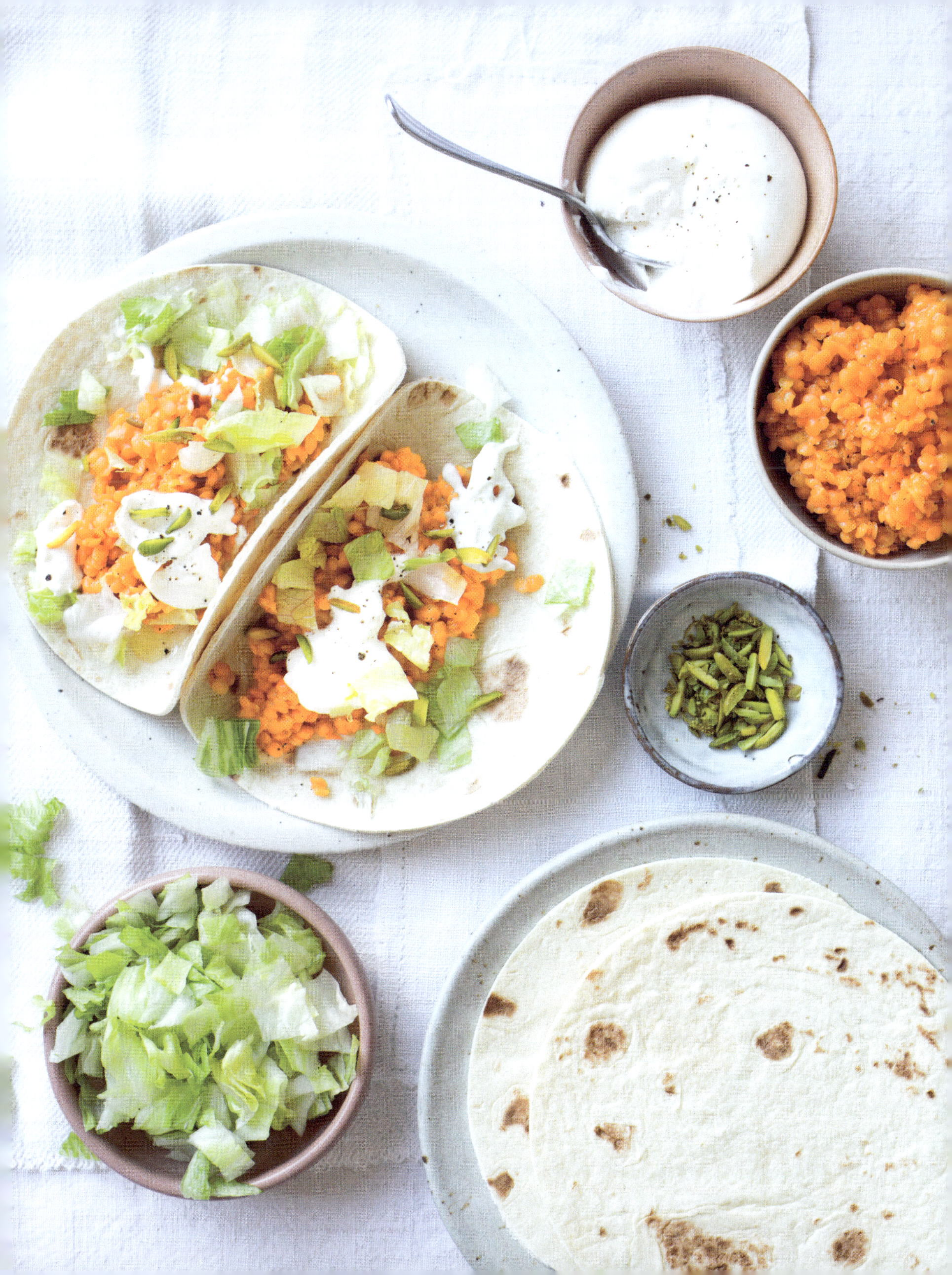

PITAS AU CONCOMBRE
ET FRITES DE LÉGUMES

- 2 pains pita
- ½ concombre
- 1 c. à soupe de vinaigre de cidre ou de vin blanc
- 1 c. à café de sucre
- 100 g de cream cheese ou de labneh (voir Conseils)
- 50 g de cranberries séchées
- Sel

Pour les frites de légumes :

- 1 carotte
- 150 g de céleri-rave
- 1 c. à soupe d'ail en poudre
- 1 c. à soupe de cassonade
- 2 c. à soupe de paprika
- 1 pointe de piment
- 1 c. à soupe d'huile d'olive

PRÉP. 15 MIN | MARINADE 15 MIN | CUISSON 25 MIN | 2 PERS.

Pelez le concombre, fendez-le en deux dans la longueur, retirez les pépins et coupez-le en dés. Saupoudrez-le très légèrement de sel, ajoutez le vinaigre et le sucre. Laissez mariner 15 min, en remuant de temps en temps.

Préparez les frites de légumes. Préchauffez le four à 200 °C. Épluchez et coupez la carotte et le céleri en bâtonnets. Dans un bol, mélangez l'ail, la cassonade et les épices. Ajoutez les légumes et l'huile d'olive, puis mélangez pour les en enrober. Déposez les frites sur une plaque de cuisson et enfournez pour 25 min ; retournez-les une ou deux fois en cours de cuisson.

Faites légèrement chauffer les pains pita au four ou dans une poêle. Ouvrez-les et tartinez l'intérieur avec le cream cheese. Ajoutez une couche de concombre mariné égoutté et parsemez de cranberries. Servez les pitas avec les frites de légumes.

CONSEILS

Le cream cheese est un fromage frais à tartiner : vous pouvez choisir du Philadephia®.
Vous pouvez préparer votre propre fromage à tartiner (labneh). Pour cela, mélangez 500 g de yaourt à la grecque nature avec ½ c. à café de sel. Placez dans une passoire tapissée d'un torchon ou de papier absorbant et rabattez les bords par-dessus. Laissez égoutter 24 h au frais.

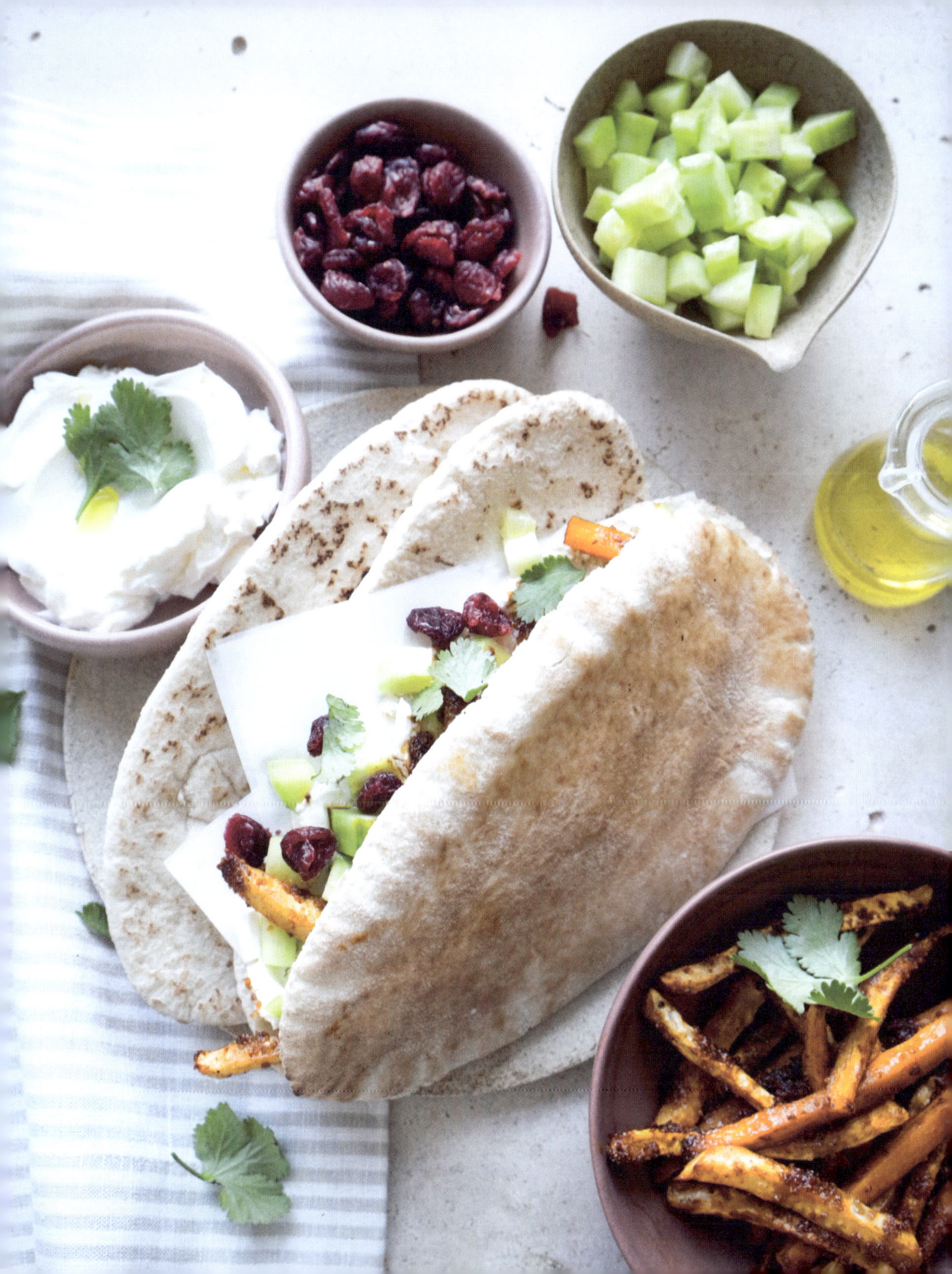

ONE POT D'AUTOMNE VÉGÉTAL

- 100 g de courge butternut
- 100 g de haricots verts (frais ou surgelés)
- 50 g de lentilles vertes
- 100 g de blé Ebly®
- 6 à 8 châtaignes (environ 50 g), cuites et épluchées
- 1 échalote
- 2 gousses d'ail
- 2 c. à soupe d'huile d'olive
- 50 cl de bouillon de légumes
- 2 feuilles de laurier
- 20 cl de crème végétale d'avoine
- 1 c. à soupe de curry en poudre (facultatif)
- 1 poignée de noisettes
- Sel, poivre

PRÉP. 15 MIN

CUISSON 35 MIN

2 PERS.

Dans une grande casserole, faites revenir l'échalote émincée et l'ail haché avec l'huile d'olive jusqu'à ce qu'ils soient translucides. Ajoutez la courge coupée en dés, les haricots verts en tronçons de 2 cm et les lentilles. Laissez cuire 2 à 3 min en remuant.

Versez le bouillon dans la casserole. Ajoutez le laurier, portez à ébullition, puis baissez le feu, couvrez et laissez mijoter 15 min.

Ajoutez le blé et les châtaignes en morceaux, et poursuivez la cuisson 10 min en remuant de temps en temps, jusqu'à ce que les lentilles et le blé soient tendres. Si besoin, ajoutez un peu de bouillon ou d'eau.

Incorporez la crème végétale et éventuellement le curry, et laissez mijoter encore 2 à 3 min pour que la sauce épaississe. Salez, poivrez et retirez le laurier. Servez chaud, parsemé de noisettes concassées.

CONSEILS

La crème végétale d'avoine peut être remplacée par n'importe quelle autre crème liquide de cuisine. Préparez votre bouillon avec un cube de bouillon de légumes.

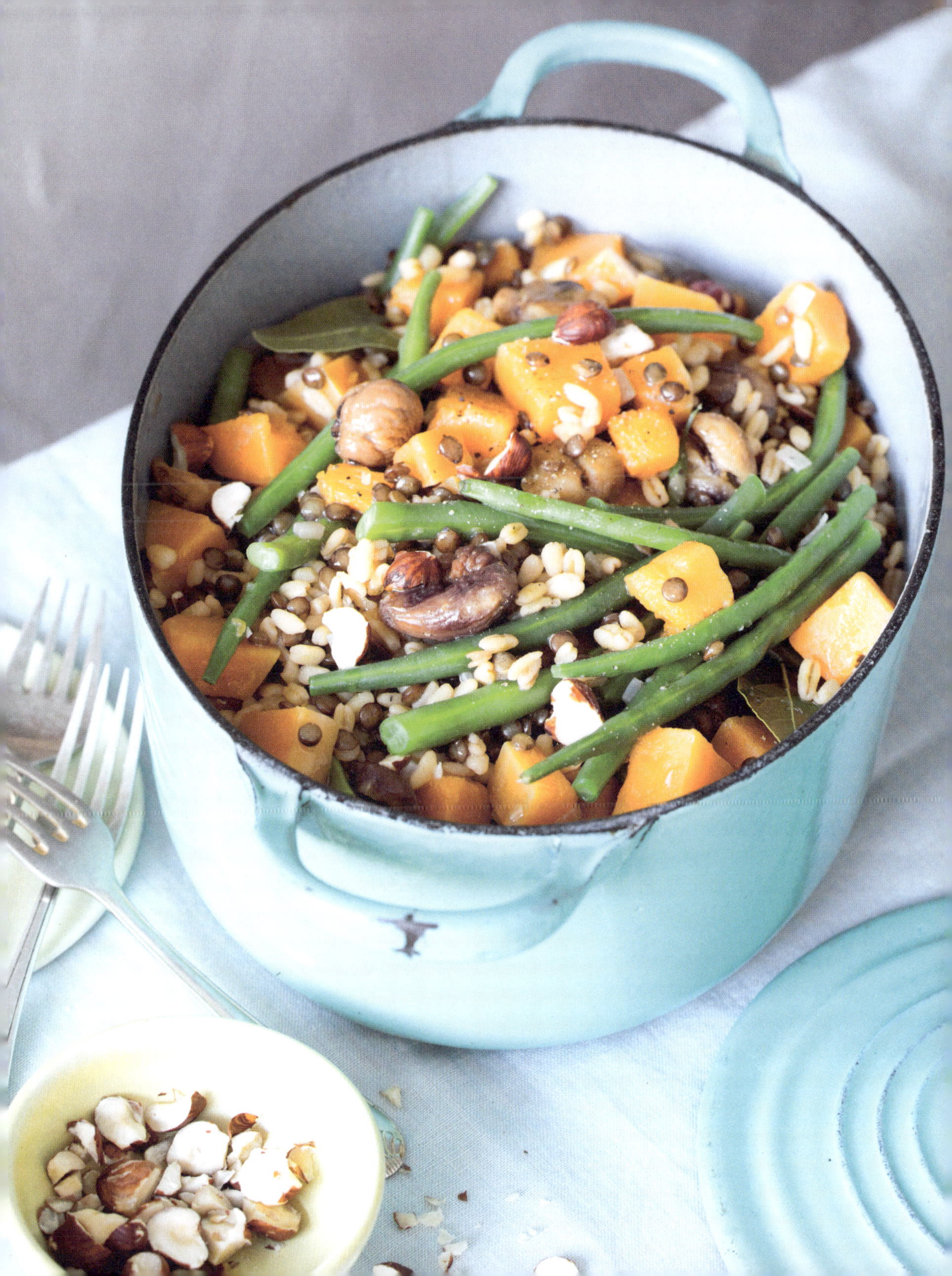

POIVRONS FARCIS
ET PURÉE DE HARICOTS BLANCS

- 2 poivrons rouges
- 80 g de riz basmati
- 150 g de haricots blancs en boîte
- 1 oignon
- 1 c. à soupe d'huile de coco
- 100 g de courgette
- 1 c. à café de curcuma
- 100 g de carotte
- 1 c. à soupe d'huile d'olive
- 2 gousses d'ail
- 2 c. à soupe de lait ou un peu plus
- 1 poignée de coriandre fraîche
- Sel, poivre

PRÉP. 20 MIN

CUISSON 35 MIN

2 PERS.

Préchauffez le four à 180 °C. Coupez les poivrons en deux dans la longueur et retirez les graines. Faites cuire le riz 10 min à l'eau bouillante salée. Égouttez et réservez.

Pendant la cuisson du riz, faites revenir l'oignon émincé avec l'huile de coco dans une poêle, jusqu'à ce qu'il soit translucide. Ajoutez la courgette coupée en petits dés et le curcuma, et faites cuire 5 min. Salez et poivrez.

Mélangez le riz cuit avec le contenu de la poêle et rectifiez l'assaisonnement. Farcissez les demi-poivrons de cette préparation, puis placez-les dans un plat allant au four. Enfournez pour 20 à 25 min.

Pendant ce temps, épluchez la carotte et coupez-la en grosses rondelles. Faites-les revenir à feu doux dans l'huile d'olive 3 à 5 min avec les gousses d'ail pressées. Couvrez d'eau salée et laissez cuire 10 à 12 min.

Dans un blender ou un robot, mixez en purée les haricots blancs et la carotte, en ajoutant le lait petit à petit pour obtenir la consistance désirée. Salez, poivrez, parsemez de coriandre et servez chaud en accompagnement des poivrons farcis.

CONSEILS

Utilisez des haricots blancs en conserve ou cuits maison. À défaut d'huile de coco, utilisez de l'huile d'olive.

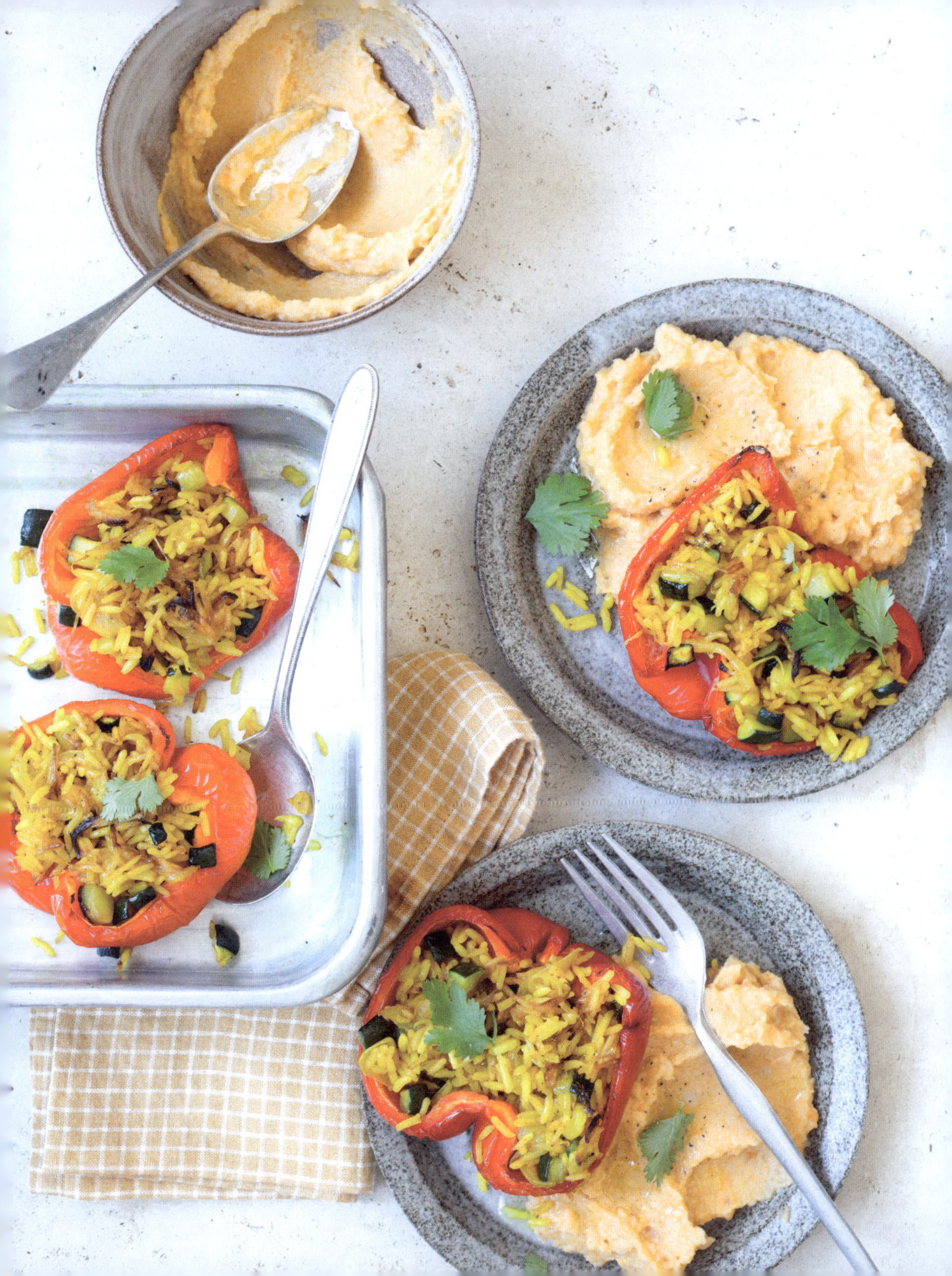

CROZIFLETTE VÉGÉTARIENNE
AU TOFU FUMÉ

- 120 g de crozets au sarrasin
- 150 g de tofu fumé
- 150 g de reblochon
- 100 g de chou vert frisé
- 1 petit oignon
- 1 c. à soupe d'huile d'olive
- 10 cl de crème fraîche ou végétale
- 1 pincée de noix de muscade
- Sel, poivre

PRÉP. 15 MIN

CUISSON 35 MIN

2 PERS.

Faites cuire les crozets 15 min à l'eau bouillante salée. Égouttez et réservez.

Retirez les côtes épaisses du chou et coupez les feuilles en lanières. Faites blanchir le chou 5 min dans de l'eau bouillante salée. Égouttez et réservez.

Coupez le tofu en petits dés. Dans une poêle, faites revenir l'oignon émincé avec l'huile d'olive, jusqu'à ce qu'il soit translucide. Ajoutez le tofu et faites dorer 3 à 4 min.

Ajoutez les crozets, le chou blanchi et la crème. Mélangez, puis assaisonnez avec du poivre et la muscade.

Préchauffez le four à 180 °C. Versez la préparation dans un plat à gratin. Coupez le reblochon en tranches et déposez-les sur le dessus. Enfournez pour 10 à 15 min, jusqu'à ce que le fromage soit fondu et doré.

CONSEIL

En accompagnement, vous pouvez préparer une salade avec deux endives, une poire et une dizaine de noix. Assaisonnez-la avec de la vinaigrette à la moutarde à l'ancienne et cornichons (voir p. 158).

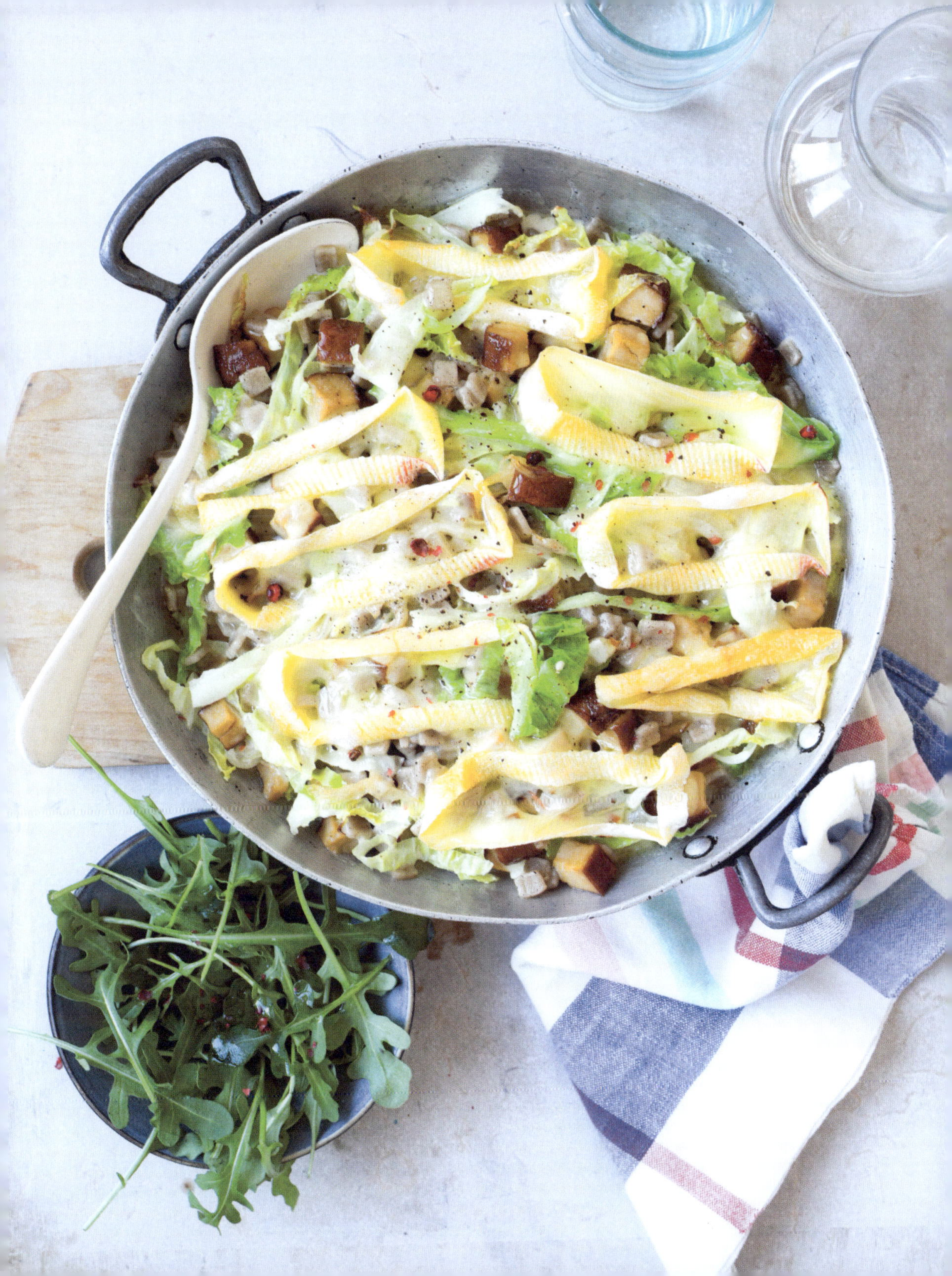

SPAGHETTIS DE COURGETTES AUX FLAGEOLETS ET PESTO DE PERSIL

- 2 courgettes
- 150 g de flageolets en boîte
- 1 c. à soupe d'huile d'olive
- Tomates cerises
- Feta émiettée (facultatif)
- Sel, poivre

Pour le pesto de persil :

- 1 bouquet de persil (30 g)
- 30 g de pignons de pin + pour le service
- 1 gousse d'ail
- 2 c. à soupe de jus de citron
- 5 cl d'huile d'olive
- Sel, poivre

PRÉP. 15 MIN | CUISSON 10 MIN | 2 PERS.

Taillez les courgettes en fines lanières à l'aide d'un Économe. Réservez.

Préparez le pesto de persil. Mixez le persil, les pignons de pin, l'ail, le jus de citron et l'huile d'olive jusqu'à obtenir une texture lisse. Salez et poivrez. Si le pesto est trop épais, ajoutez un peu d'eau.

Dans une poêle, faites revenir les spaghettis de courgettes avec l'huile d'olive pendant 2 à 3 min pour les attendrir. Salez et poivrez, puis retirez du feu.

Égouttez et rincez les flageolets, puis réchauffez-les dans la même poêle pendant 3 à 5 min. Ajoutez les spaghettis de courgettes et le pesto de persil, et mélangez délicatement. Ajoutez les tomates cerises coupées en deux. Servez aussitôt avec de la feta si vous le souhaitez et parsemez de quelques pignons de pin.

VARIANTE

Vous pouvez remplacer les pignons de pin par des noix.

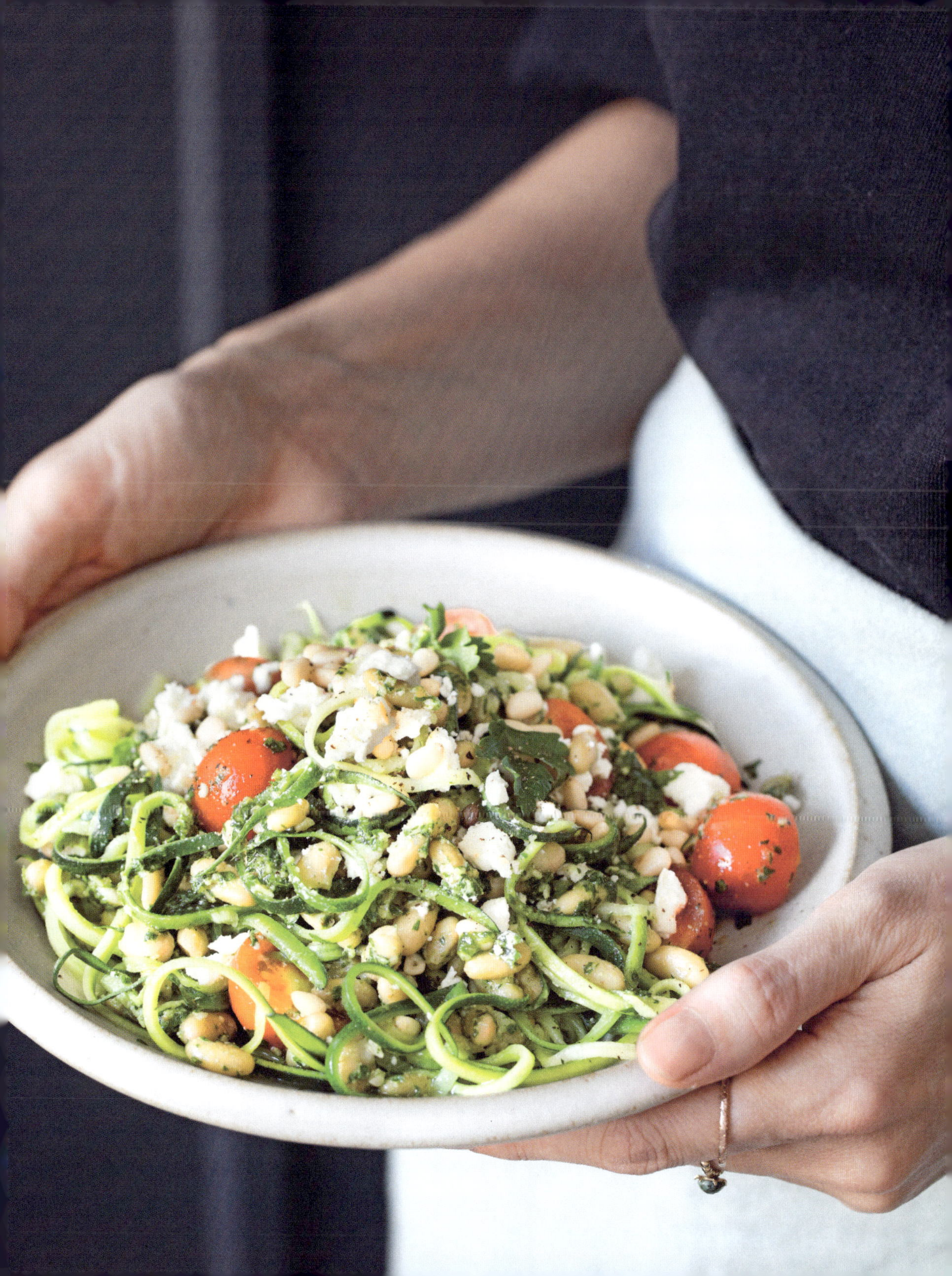

LINGUINE
AUX HARICOTS VERTS, CHÈVRE CHAUD ET FIGUES SÉCHÉES

- 200 g de linguine
- 150 g de haricots verts (frais ou surgelés)
- 100 g de chèvre frais ou en bûche
- 2 gousses d'ail
- 6 figues séchées
- 1 c. à soupe d'huile d'olive
- Le zeste de ½ citron
- Quelques feuilles de basilic
- Sel, poivre

PRÉP. 15 MIN | CUISSON 15 MIN | 2 PERS.

Faites cuire les linguine 9 à 11 min à l'eau bouillante salée (ou selon les instructions du paquet). Égouttez-les en conservant une petite louche d'eau de cuisson.

Pendant la cuisson des pâtes, faites cuire les haricots verts 5 min à l'eau bouillante salée (ou à la vapeur). Égouttez et réservez.

Émincez l'ail et coupez les figues en petits morceaux. Dans une poêle, faites dorer l'ail à feu doux avec l'huile d'olive. Ajoutez les figues et laissez-les légèrement caraméliser pendant 2 à 3 min. Ajoutez le fromage de chèvre en tranches et laissez-le fondre doucement. Réservez.

Dans la poêle, ajoutez les linguine, les haricots verts et le zeste de citron. Mélangez. Si nécessaire, ajoutez un peu de l'eau de cuisson des pâtes pour assouplir l'ensemble.

Répartissez les linguine dans des assiettes et déposez dessus les morceaux de chèvre chaud et les figues caramélisées. Poivrez, décorez avec du basilic, puis servez.

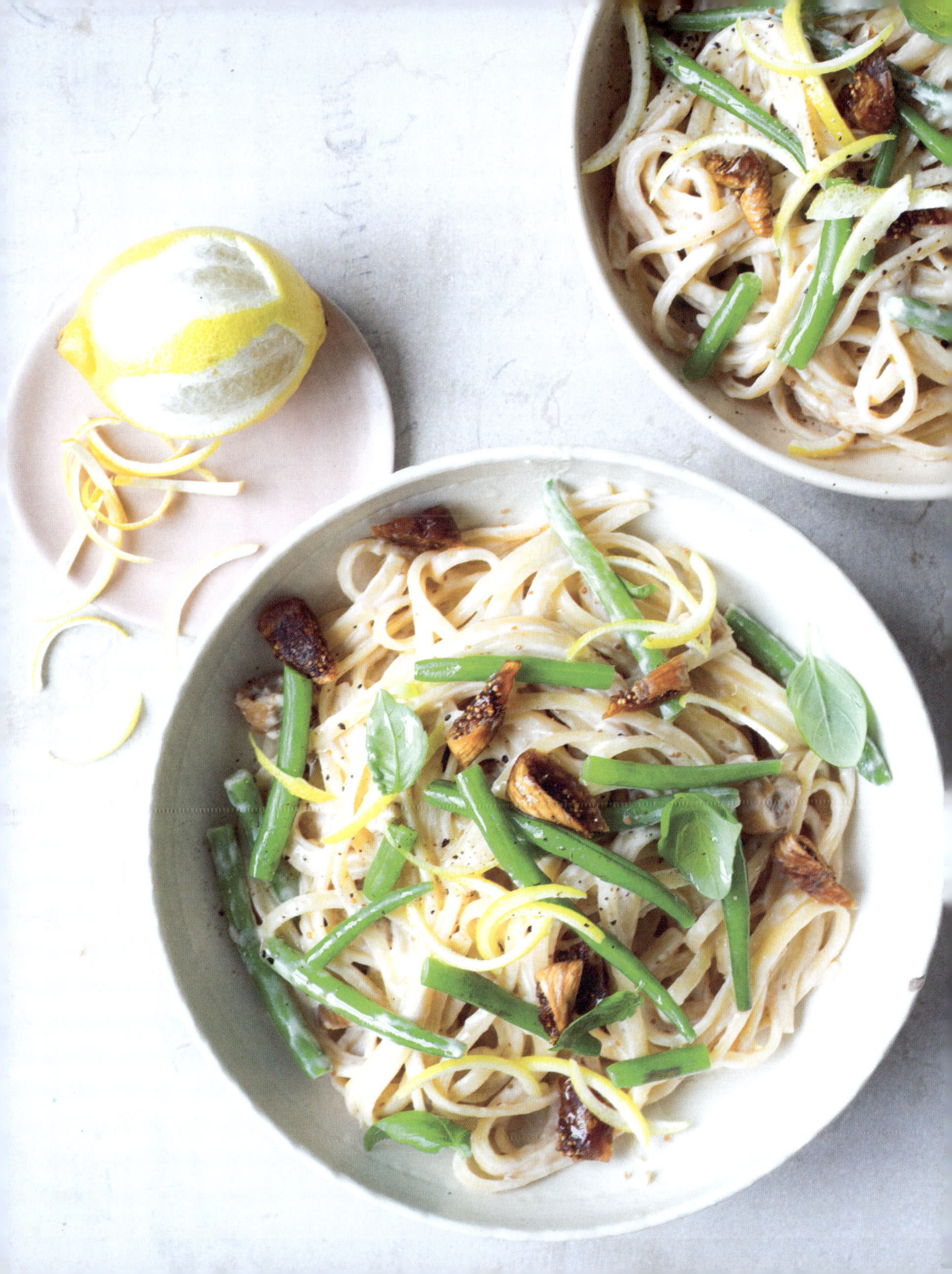

PENNE À LA COURGETTE
ET AUX DEUX TOMATES

- 200 g de penne ou de spaghettis
- 1 courgette
- 1 belle tomate
- 50 g de tomates séchées à l'huile
- 1 c. à soupe d'huile d'olive
- 100 g de champignons frais
- 1 c. à café d'herbes de Provence
- 80 g d'olives noires dénoyautées
- 100 g de billes de mozzarella
- Sel, poivre

PRÉP. 10 MIN

CUISSON 15 MIN

2 PERS.

Faites cuire les pâtes 9 à 11 min à l'eau bouillante salée (ou selon les instructions du paquet). Égouttez et réservez.

Pendant la cuisson des pâtes, râpez la courgette. Faites chauffer l'huile d'olive dans une grande poêle et faites-y dorer les champignons émincés 5 min à feu moyen. Ajoutez la courgette râpée et laissez cuire 2 à 3 min. Assaisonnez avec du sel, du poivre et les herbes de Provence.

Une fois les légumes cuits, ajoutez la tomate fraîche coupée en dés et les tomates séchées en petits morceaux. Mélangez, puis ajoutez les pâtes. Remuez pour bien enrober les pâtes de légumes.

Hors du feu, incorporez les olives coupées en rondelles et la mozzarella. Servez aussitôt.

CONSEIL

Pour ajouter du croquant, parsemez le plat de quelques pignons de pin grillés.

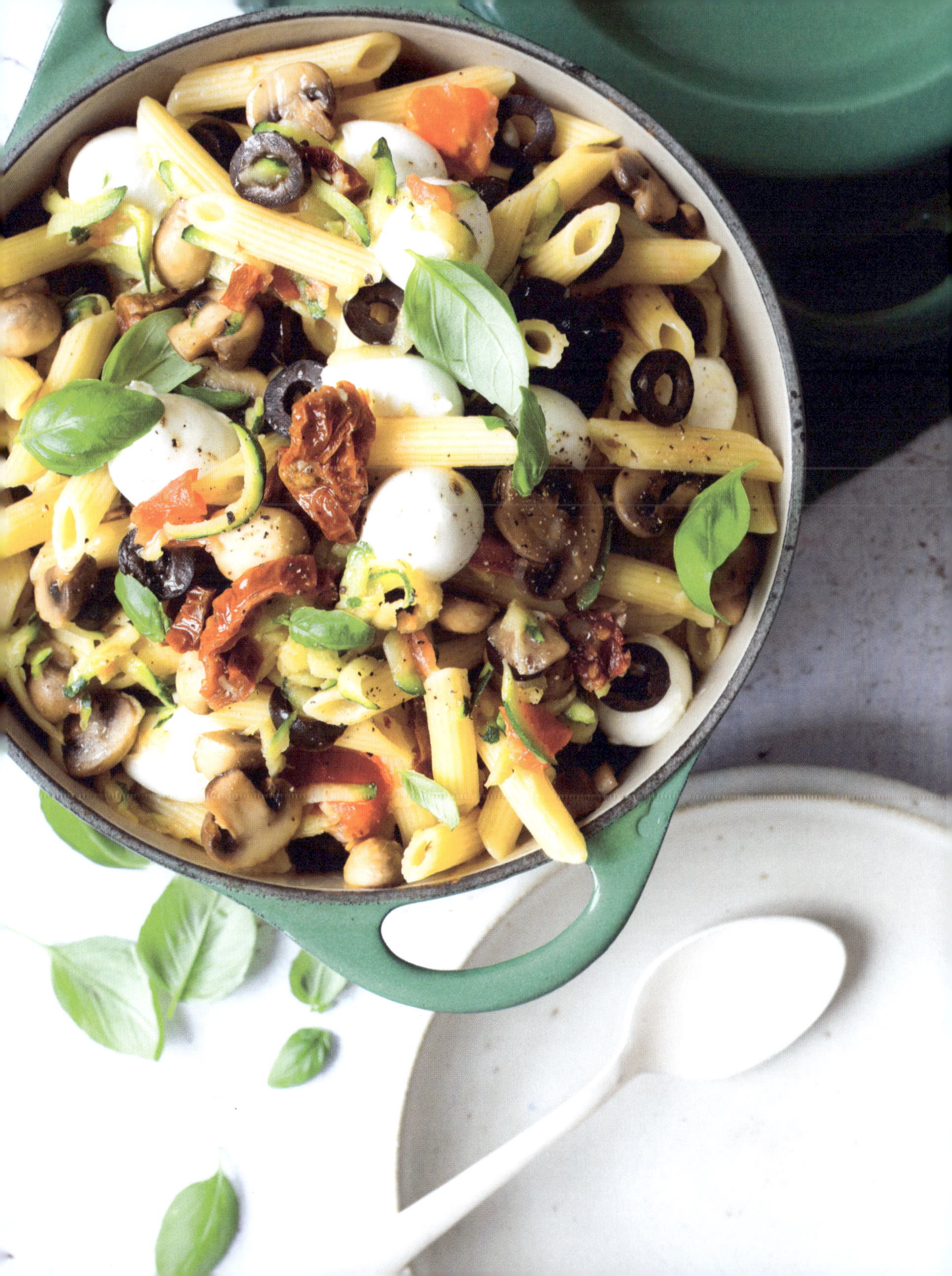

ONE POT MEXICAIN

- 150 g de riz basmati ou long grain
- 100 g de haricots rouges en boîte
- 100 g de maïs
- 1 poivron
- 1 oignon rouge
- 1 c. à soupe d'huile d'olive
- 1 c. à café de cumin en poudre
- 1 c. à café de paprika fumé
- 200 g de sauce tomate
- 40 cl de bouillon de légumes
- 1 avocat
- 1 poignée de coriandre fraîche
- 1 citron vert

PRÉP. 10 MIN

CUISSON 25 MIN

2 PERS.

Coupez le poivron en dés et émincez l'oignon. Faites-les revenir avec l'huile d'olive dans une grande casserole ou une sauteuse pendant 3 à 4 min. Saupoudrez de cumin et de paprika fumé, puis mélangez.

Ajoutez le riz cru, mélangez 1 à 2 min pour le griller légèrement. Versez la sauce tomate et le bouillon, et mélangez de nouveau. Couvrez et laissez cuire 15 à 18 min à feu doux en remuant de temps en temps, jusqu'à ce que le riz ait absorbé tout le liquide.

Incorporez les haricots rouges et le maïs, préalablement égouttés et rincés. Réchauffez le tout 2 à 3 min.

Servez en déposant des lamelles d'avocat sur le dessus. Parsemez de coriandre ciselée et ajoutez un filet de jus de citron vert.

CONSEILS

N'hésitez pas à servir avec du yaourt à la grecque. La sauce tomate peut être remplacée par des tomates concassées.

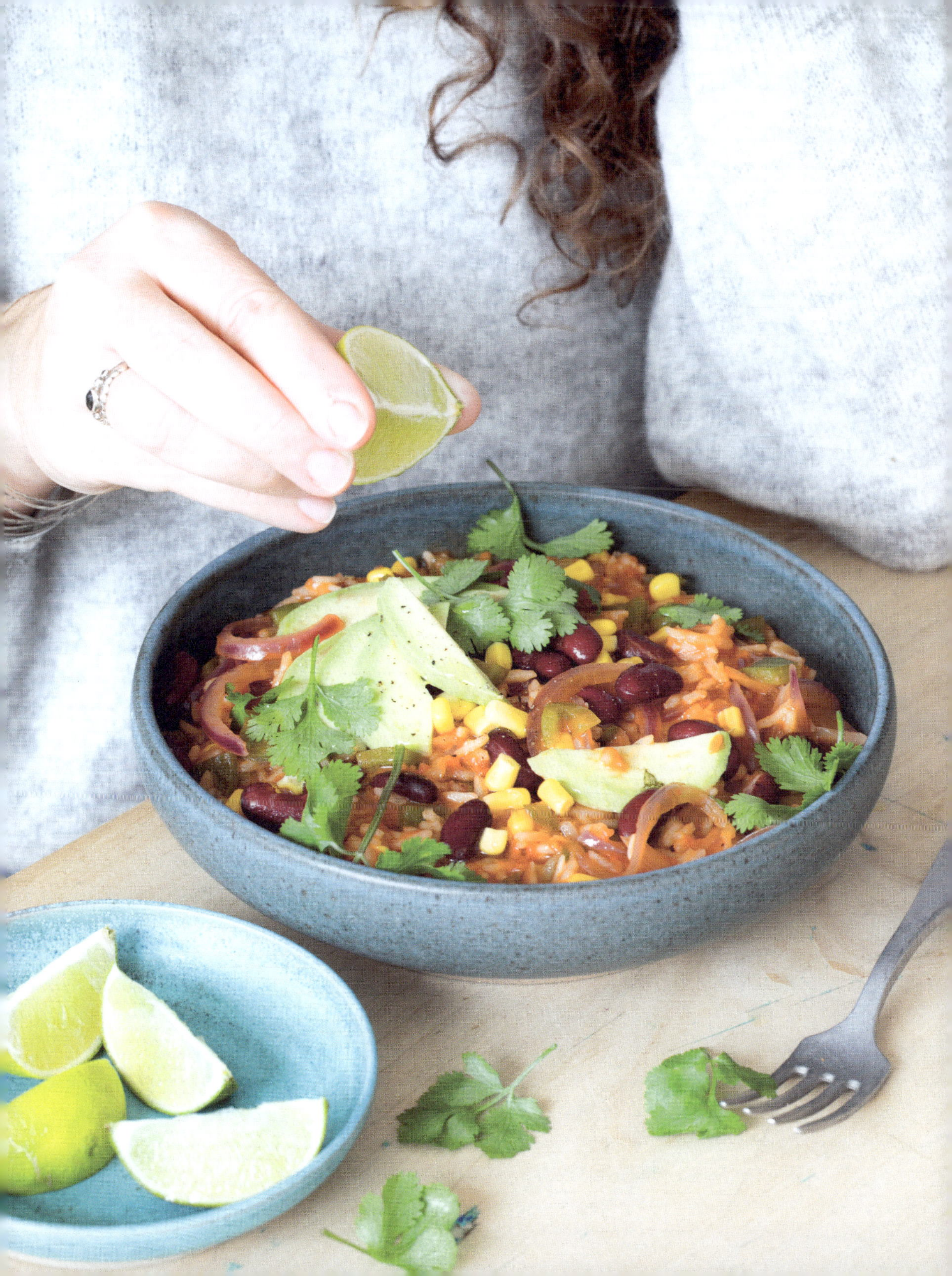

AÏOLI DE LÉGUMES RÔTIS
AUX POIS CHICHES GRILLÉS, MAYONNAISE À L'AQUAFABA

PRÉP. 15 MIN

CUISSON 30 MIN

2 PERS.

- 1 courgette
- 1 carotte
- 2 pommes de terre
- 1 oignon rouge
- 6 fleurettes de chou-fleur
- 1 c. à soupe d'huile d'olive
- Thym et romarin
- Sel, poivre

Pour les pois chiches grillés :

- 200 g de pois chiches en boîte
- 1 c. à soupe d'huile d'olive
- 1 c. à café de paprika

Pour la mayonnaise à l'aquafaba :

- 3 c. à soupe de jus des pois chiches
- 1 c. à soupe de moutarde
- 1 c. à café de jus de citron
- 10 cl d'huile neutre (tournesol ou colza)

Préchauffez le four à 200 °C. Coupez la courgette en deux dans la longueur. Taillez la carotte et les pommes de terre en frites. Coupez l'oignon en quartiers. Dans un bol, mélangez ces légumes et le chou-fleur avec l'huile d'olive, du sel et du poivre, du thym et du romarin. Répartissez sur une plaque de cuisson recouverte de papier sulfurisé. Enfournez pour 25 à 30 min, jusqu'à ce que les légumes soient légèrement dorés.

Pendant ce temps, égouttez les pois chiches, en conservant 3 c. à soupe de liquide, et rincez-les. Dans un bol, mélangez-les avec l'huile d'olive, le paprika, du sel et du poivre. Répartissez-les sur une autre plaque de cuisson et enfournez pour 20 min environ, jusqu'à ce qu'ils soient croustillants.

Préparez la mayonnaise. Dans un récipient haut et étroit, versez le liquide réservé des pois chiches, la moutarde et le jus de citron. Mixez avec un mixeur plongeant en ajoutant l'huile lentement, jusqu'à ce que le mélange émulsionne et devienne crémeux. Salez.

Mélangez les légumes avec les pois chiches et dégustez-les en les enrobant de mayonnaise.

VARIANTES

Vous pouvez ajouter d'autres légumes selon la saison ou vos préférences, comme des aubergines ou des tomates.

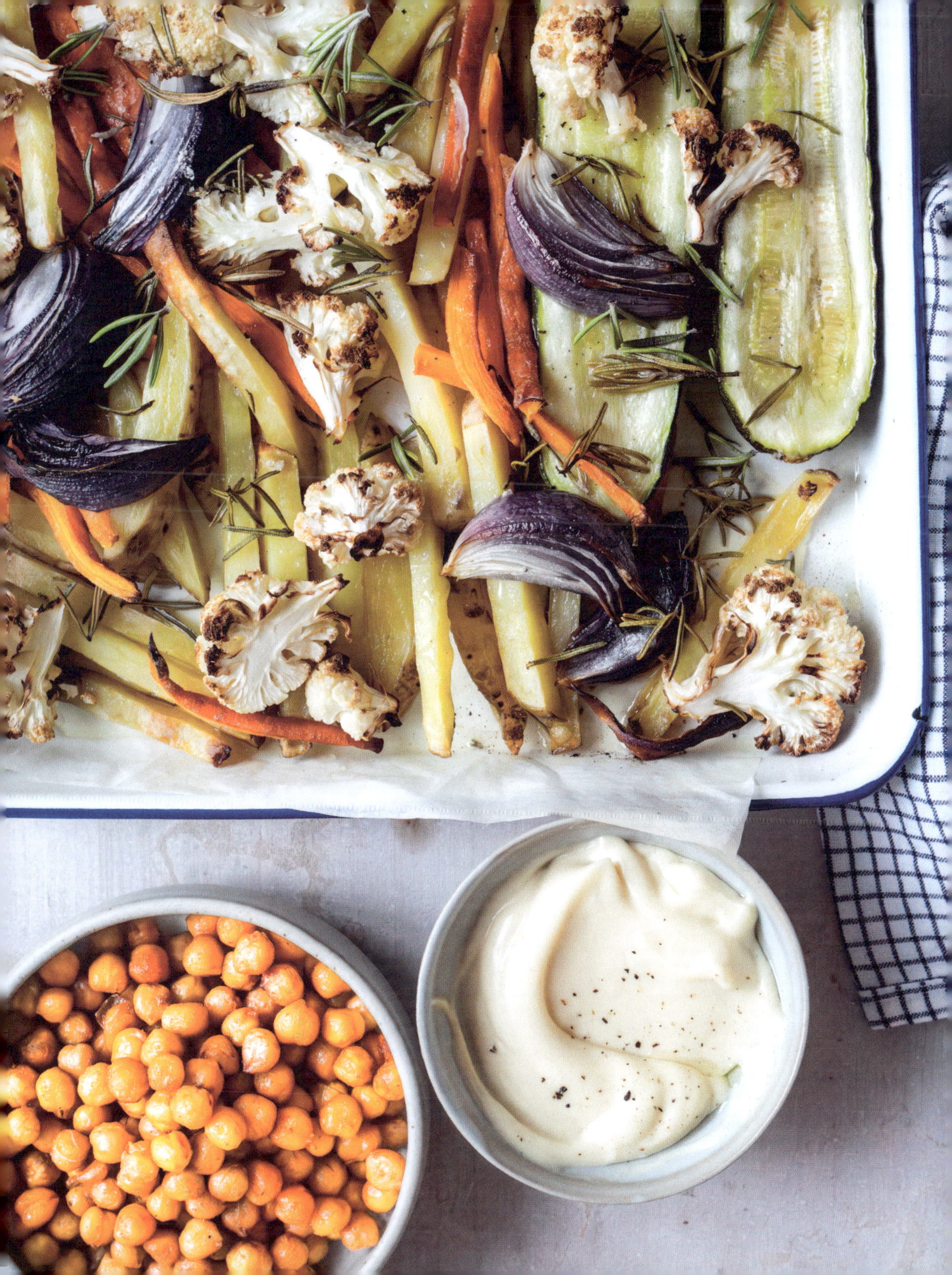

GRATIN DE PÂTES AUX AUBERGINES ET À LA RICOTTA

- 150 g de pâtes perles
- 1 petite aubergine
- 150 g de ricotta
- 1 boîte de tomates concassées (environ 200 g)
- 1 c. à soupe d'huile d'olive
- 1 gousse d'ail
- 30 g de parmesan râpé
- Sel, poivre

PRÉP. 10 MIN

CUISSON 35 MIN

2 PERS.

Préchauffez le four à 180 °C. Coupez l'aubergine en petits cubes. Faites-les dorer 10 min dans une poêle avec l'huile d'olive. Ajoutez l'ail émincé et laissez cuire 1 à 2 min. Salez et poivrez.

Pendant ce temps, faites cuire les pâtes à l'eau bouillante salée selon les indications du paquet. Égouttez-les.

Dans un saladier, mélangez la ricotta, les tomates concassées et la moitié du parmesan. Ajoutez les aubergines et les pâtes cuites, puis mélangez. Salez et poivrez.

Versez le mélange dans un petit plat à gratin. Parsemez du parmesan restant et enfournez pour 15 à 20 min.

Servez chaud.

VARIANTE

À défaut de pâtes perles, utilisez d'autres petites pâtes comme des coquillettes.

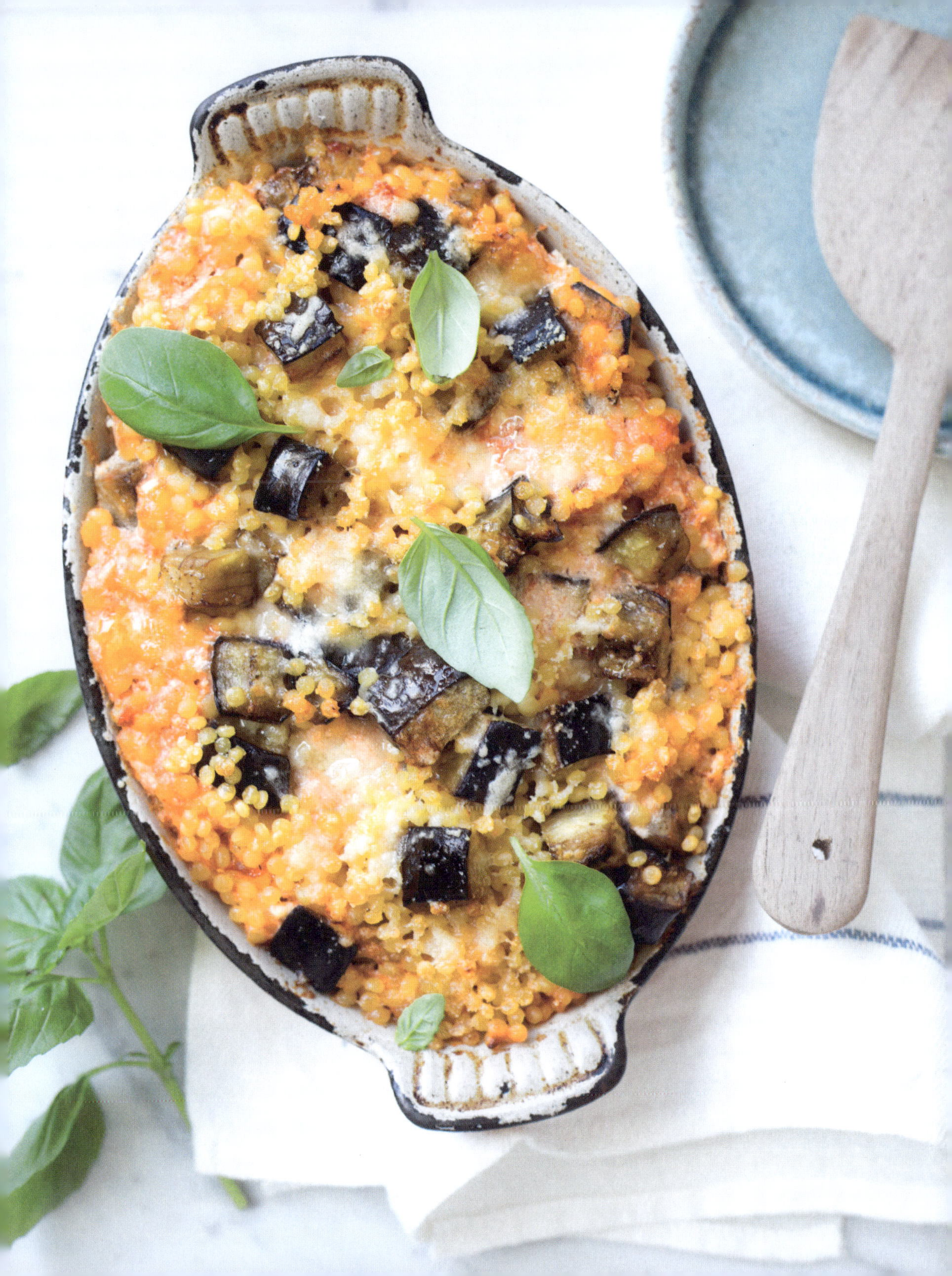

DES VINAIGRETTES POUR PIMPER LES SALADES !

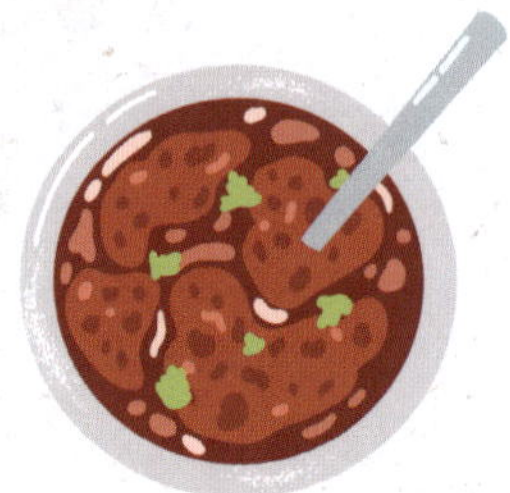

VINAIGRETTE À L'HUILE DE COLZA ET CITRON

- 2 c. à soupe d'huile de colza
- Le jus de ¼ de citron
- 4 feuilles de basilic hachées
- ½ c. à café de paprika
- Sel, poivre

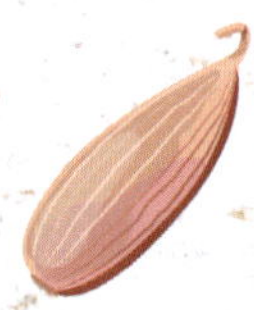

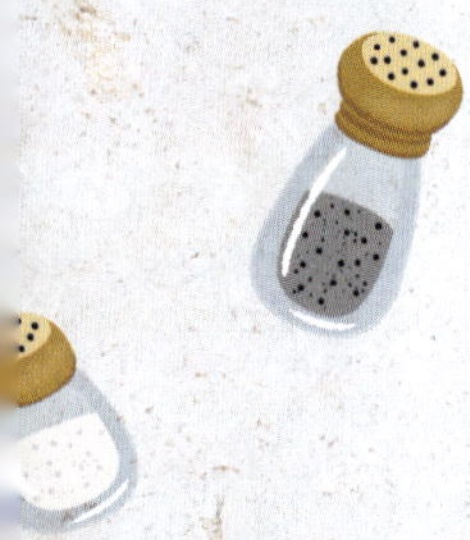

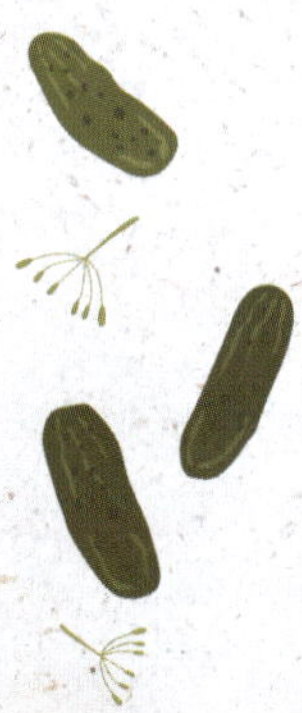

VINAIGRETTE À LA MOUTARDE À L'ANCIENNE ET CORNICHONS

- 2 c. à soupe d'huile de tournesol
- 1 c. à soupe de vinaigre de vin
- 1 c. à café de moutarde à l'ancienne
- ½ échalote finement hachée
- 3 cornichons coupés en petits dés
- Sel, poivre

VINAIGRETTE ONCTUEUSE AUX HERBES FRAÎCHES

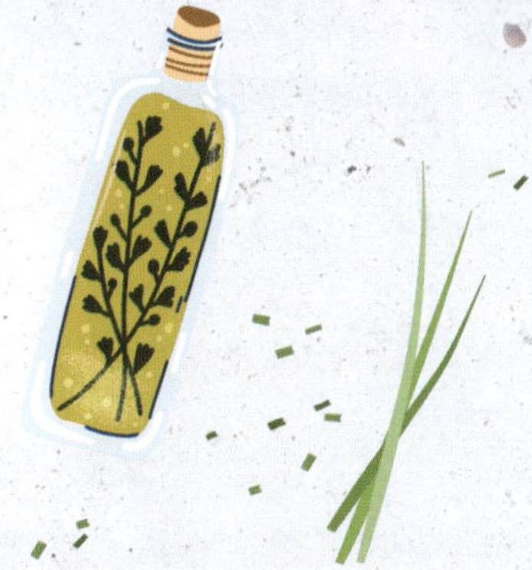

- 1 c. à soupe d'huile d'olive
- 2 c. à soupe de yaourt nature
- Le jus de ¼ de citron
- 2 c. à soupe de ciboulette ciselée
- Sel, poivre

VINAIGRETTE À LA LIBANAISE

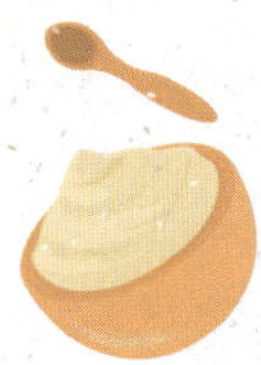

- 1 c. à café d'huile d'olive
- 2 c. à soupe de tahini (purée de sésame)
- Le jus de ½ citron
- 1 c. à soupe d'eau
- 1 c. à café d'ail semoule
- Sel

VINAIGRETTE D'HIVER

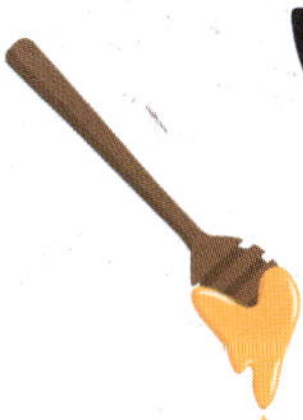

- 2 c. à soupe d'huile de noix
- 1 c. à soupe de vinaigre de cidre
- 1 c. à soupe de miel
- 1 c. à café de moutarde
- 1 pincée de cannelle

VINAIGRETTE À L'ASIATIQUE

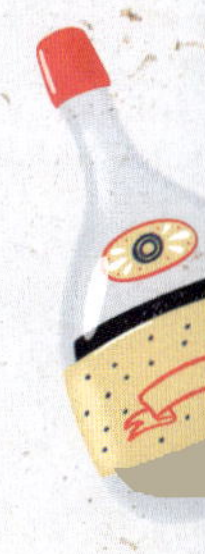

- 1 c. à soupe d'huile de sésame
- 1 c. à soupe d'huile de tournesol
- 1 c. à soupe de sauce soja (pauvre en sel)
- 1 c. à café de vinaigre de riz
- 1 c. à café de sucre roux
- Le jus de ½ citron vert
- 1 c. à café de citronnelle hachée

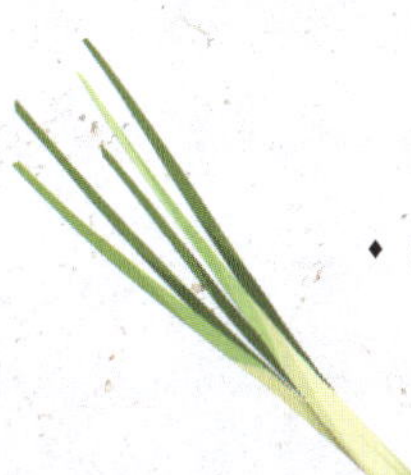

PETITS DÉJEUNERS ÉQUILIBRÉS

Voici 3 idées de petits déjeuners qui permettent de commencer la journée avec un équilibre entre les apports en glucides, lipides et protéines. Le petit déjeuner devrait idéalement être consommé au calme, sans distraction et seulement si le signal de faim a été ressenti.

GALETTE À L'AVOINE
ET PAMPLEMOUSSE

- ½ pamplemousse
- 2 c. à soupe de son d'avoine
- 1 œuf
- 2 c. à soupe de fromage blanc à 20 % de MG
- Huile de tournesol
- Option sucrée : 1 c. à café de sucre vanillé et 1 poignée de pépites de chocolat noir
- Option salée : dés de jambon et 1 pincée de sel

—

Dans un bol, mélangez le son d'avoine, l'œuf et le fromage blanc.

Pour l'option sucrée, ajoutez le sucre vanillé et les pépites de chocolat. Pour l'option salée, ajoutez le jambon et le sel.

Versez la pâte dans une poêle chaude légèrement huilée et faites cuire la galette 1 à 2 min de chaque côté, jusqu'à ce qu'elle soit dorée. Servez avec le pamplemousse.

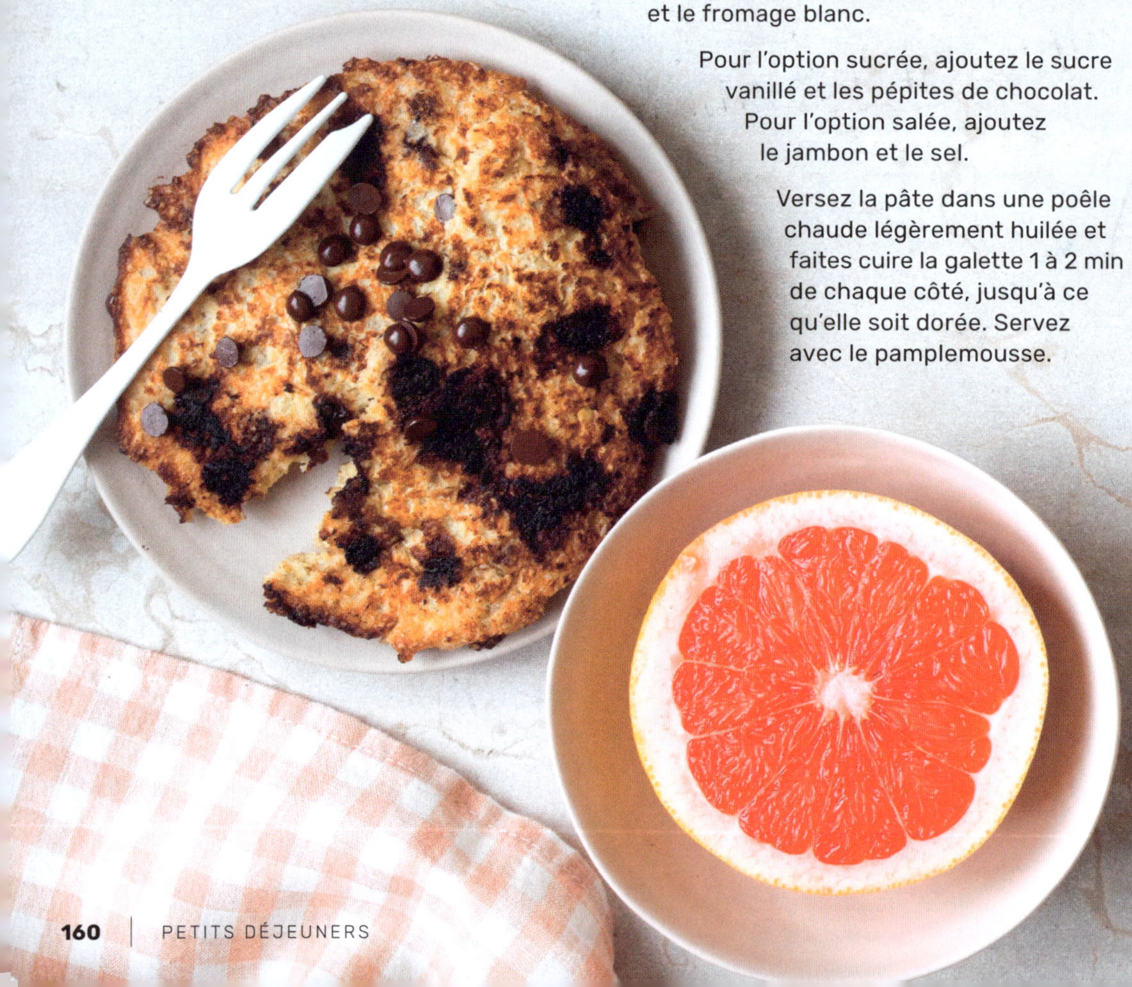

YAOURT GOURMAND AUX FRUITS

ET PAIN CROUSTILLANT

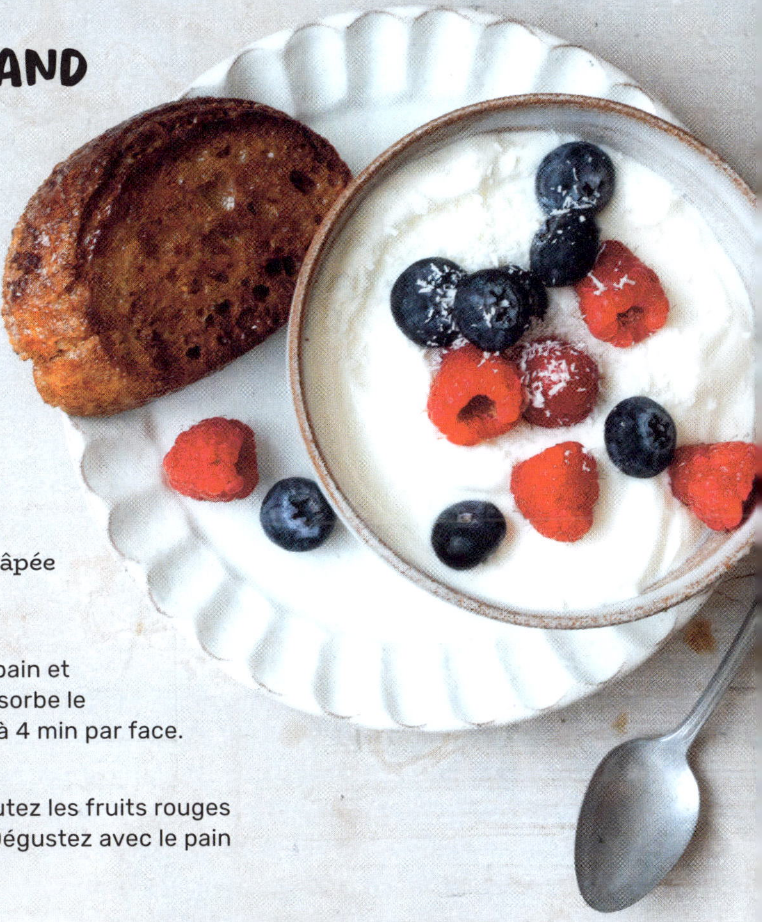

- 1 yaourt
- 1 poignée de fruits rouges
- 1 tranche de pain (complet, seigle ou froment) en évitant le pain de farine blanche
- 1 c. à café de beurre
- 1 c. à café d'extrait de vanille
- 1 pincée de cannelle
- 1 c. à soupe de noix de coco râpée

—

Dans une poêle, faites chauffer le beurre et la vanille. Ajoutez le pain et pressez légèrement pour qu'il absorbe le beurre parfumé. Laissez dorer 2 à 4 min par face. Saupoudrez de cannelle.

Placez le yaourt dans un bol, ajoutez les fruits rouges et saupoudrez de noix de coco. Dégustez avec le pain parfumé à la vanille.

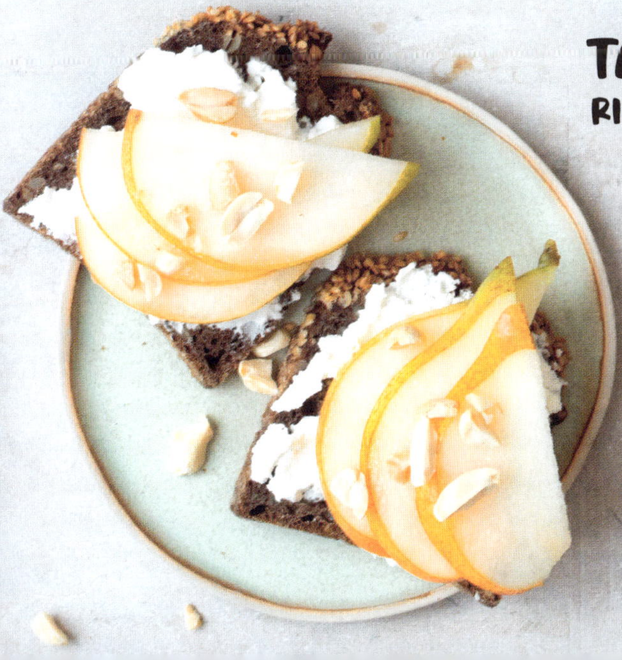

TARTINES DE PAIN,

RICOTTA ET POIRE

- 1 tranche de pain de seigle (environ 70 g)
- 15 g de ricotta
- ½ poire
- 15 g de cacahuètes non salées

—

Faites griller le pain, tartinez-le de ricotta, puis ajoutez la poire coupée en tranches. Parsemez de cacahuètes grossièrement hachées et dégustez.

POUR UNE PETITE FAIM : LA COLLATION

Une collation est un repas pris en dehors des repas principaux quand on ressent la faim. Voici 3 idées qui peuvent également convenir pour le petit déjeuner.

WRAP HOUMOUS
ET CONCOMBRE

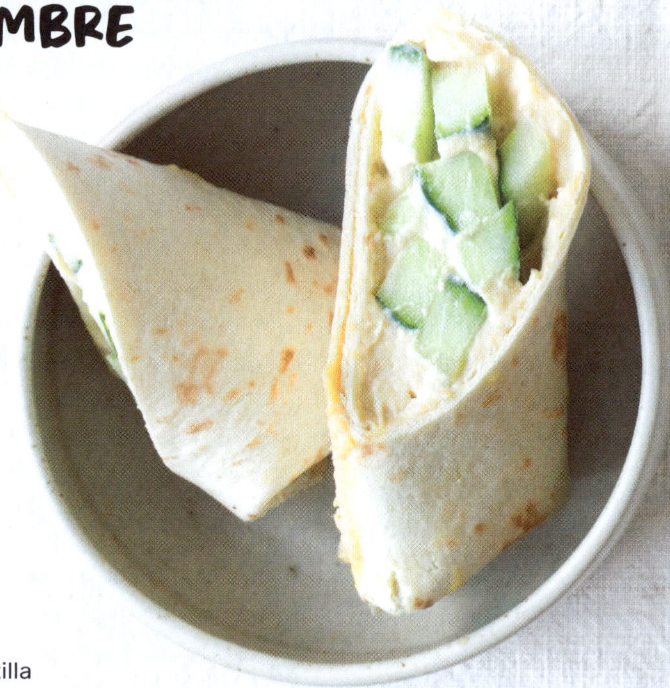

- 1 tortilla au blé complet
- 2 c. à soupe de houmous (du commerce ou maison)
- ¼ de concombre
- 1 filet de jus de citron (facultatif)

—

Étalez le houmous sur la tortilla. Ajoutez le concombre coupé en bâtonnets et éventuellement le jus de citron. Roulez la tortilla et dégustez.

POMME AU FOUR
AUX GRAINES DE CHIA

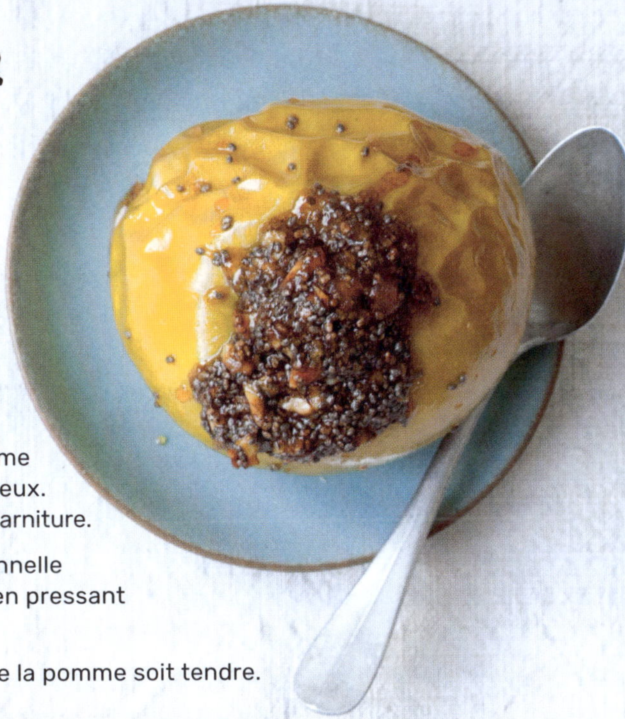

- 1 pomme verte
- 1 c. à soupe de graines de chia
- 1 c. à soupe de miel
- 1 c. à café de cannelle
- 1 c. à soupe de noix hachées
- 1 c. à café d'huile de coco fondue

—

Préchauffez le four à 180 °C. Lavez la pomme et retirez-en le cœur sans la trancher en deux. Faites un trou assez large pour y insérer la garniture.

Mélangez les graines de chia, le miel, la cannelle les noix hachées. Farcissez-en la pomme en pressant bien et badigeonnez d'huile de coco.

Enfournez pour 20 à 25 min, jusqu'à ce que la pomme soit tendre.

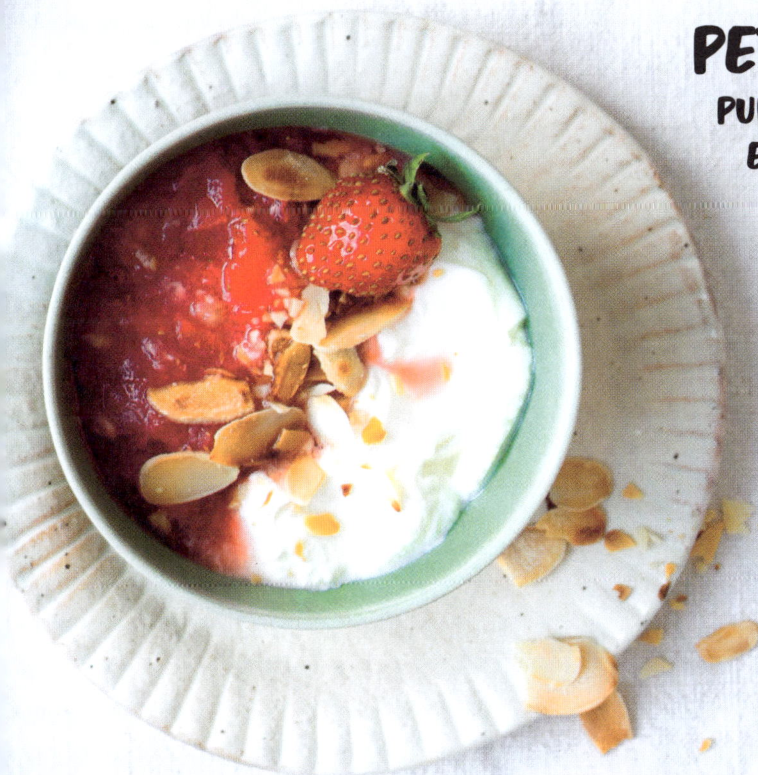

PETIT-SUISSE,
PURÉE BANANE-FRAISES ET AMANDES

- 2 petits-suisses
- ½ banane
- 100 g de fraises ou autres fruits rouges
- 20 g d'amandes effilées

—

À l'aide d'un mixeur plongeant ou d'une fourchette, réduisez la banane avec les fruits rouges en gros morceaux.

Mettez les petits-suisses dans un bol, versez le mélange de fruits et parsemez d'amandes.

Index

Notes

1. ObÉpi-Roche, *Enquête épidémiologique nationale sur le surpoids et l'obésité pour la Ligue contre l'obésité*, 2020.
2. Ligue contre l'obésité, *Observatoire français d'épidémiologie de l'obésité (OFÉO)*, 2024.
3. D. Gallagher *et al.*, « Healthy percentage body fat ranges: an approach for developing guidelines based on body mass index », 2000.
4. Haute Autorité de santé, « Guide du parcours de soins : surpoids et obésité de l'adulte », 2024.
5. D. Gueddouri *et al.*, « Insulin resistance per se drives early and reversible dysbiosis-mediated gut barrier impairment and bactericidal dysfunction », 2022 ; J. Girard, « Adipocytokines et insulinorésistance », 2006 ; M. Juneau, « La résistance à l'insuline, une conséquence dangereuse de l'excès de poids », 2018 ; P. Morigny *et al.*, « Interaction between hormone-sensitive lipase and ChREBP in fat cells controls insulin sensitivity », 2019 ; E. Tubbs *et al.*, « Disruption of mitochondria-associated endoplasmic reticulum membrane (MAM) integrity contributes to muscle insulin resistance in mice and humans », 2018.
6. Whitaker *et al.*, « Predicting obesity in young adulthood from childhood and parental obesity », 2004.
7. A. Bonnefond *el al.*, « Eating Behavior, low frequency functional mutations in the melanocortin-4 receptor (MC4R) gene, and outcomes of bariatric operations: a 6-year prospective study », 2016.
8. « Adipose risque retains an epigenetic memory of obesity after weight loss », *Nature*, novembre 2024.
9. A. Basdevant, *Traité de médecine et chirurgie de l'obésité*, 2011.
10. NutriNet-Santé, « Correlates of weight bias in adults from the NutriNet-Santé Study », 2019.
11. C. A. Heuer, R. M. Puhl, « The stigma of obesity: a review and update », 2009.
12. É. Coudin, A. Souletie, « Obésité et marché du travail : les impacts de la corpulence sur l'emploi et le salaire », 2016 ; O. Hidri Neys, « Le "physique de l'emploi" », 2011.
13. OIT et défenseurs des droits du travail, « La perception des discriminations dans l'emploi », baromètre n° 13, 2021.
14. A. Le Merle, R. Payeur, *Étude des expériences vécues comme grossophobes par les patients en surpoids ou obèses dans le milieu des soins, et les conséquences sur leur prise en charge médicale*, thèse, 2022.
15. K. L. Burgio *el al.*, « Changes in urinary and fecal incontinence symptoms with weight loss surgery in morbidly obese women », 2007.
16. S. Bart *el al.*, « Stress urinary incontinence and obesity », 2008.
17. M. Lavenat, *Évaluation de la santé sexuelle des patientes obèses par les médecins généralistes nutritionnistes*, thèse, 2018.
18. S. Fulton *el al.*, « The menace of obesity to depression and anxiety prevalence », 2022.
19. J. J. Grubbs *et al.*, « A salt-induced kinase is required for the metabolic regulation of sleep », 2020.
20. Anses, « Sucres dans l'alimentation », 2024.
21. Anses, « Actualisation des repères du PNNS : établissement de recommandations d'apport de sucres », 2016.
22. OMS, « Guideline: Sugars intake for adults and children », 2015.
23. CRÉDOC, « Comportements et consommations alimentaires en France » (CCAF), 2016.
24. Anses, « Sucres dans l'alimentation », 2024.
25. Articles 1613 ter et 1613 quater du Code général des impôts.
26. M. Laville, « Mieux prévenir et prendre en charge l'obésité en France », 2023.
27. Anses, « Manque d'activité physique et excès de sédentarité : une priorité de santé publique », 2022.
28. E. Stamatakis *et al.*, « Sitting time, physical activity, and risk of mortality in adults », 2019.
29. DREES, « Chirurgie de l'obésité : 20 fois plus d'interventions depuis 1997 », 2018.

Remerciements

À Albane et Romy. J'espère que ce livre vous permettra de poser un regard différent sur le monde qui vous entoure et que vous grandirez en appréciant les différences de chacun.
À mon amour, Antoine. Merci d'être le pilier de ma vie et de me soutenir dans mon ébullition de projets.
À mes parents, ma sœur et ma belle-famille. Merci pour les conseils, les relectures et corrections.
À Virginie, mon amie et mon associée. Merci de m'avoir permis d'intégrer ton centre de l'obésité et de me guider en toute humilité vers une médecine au cœur de l'actualité scientifique.
Merci également à tous ceux qui m'ont aidée dans l'écriture de livre.

Photographies et stylisme des recettes : Bérengère Abraham et Audrey Cosson
Illustrations : © Shutterstock

Direction de la publication : Isabelle Jeuge-Maynart et Ghislaine Stora
Direction éditoriale : Émilie Franc et Julie Martin
Direction artistique : Géraldine Lamy
Édition : Nathalie Cornellana et Ewa Lochet
Préparation de copie : Clémentine Chapron (parties 1 à 4) et Delphine Billaut (partie 5)
Lecture-correction : Laurence Alvado
Conception graphique et mise en page : Valentine Antenni
Couverture : Laura Filiberti
Fabrication : Marina Dartigues-Plum
Pour nous contacter : livres-larousse@larousse.fr

Les Éditions Larousse utilisent des papiers composés de fibres naturelles, renouvelables, recyclables et fabriquées à partir de bois issus de forêts qui adoptent un système d'aménagement durable. En outre, les Éditions Larousse attendent de leurs fournisseurs de papier qu'ils s'inscrivent dans une démarche de certification environnementale reconnue.

21 rue du Montparnasse – 75006 Paris
ISBN : 978-2-03-607691-4

Photogravure Chromostyle
Imprimé en Espagne par Macrolibros
Dépôt légal : février 2025
337836/01 – 11056800 – décembre 2024

PAPIER À BASE DE FIBRES CERTIFIÉES

LAROUSSE s'engage pour l'environnement en réduisant l'empreinte carbone de ses livres. Celle de cet exemplaire est de :
1,1 kg éq. CO_2
Rendez-vous sur www.larousse-durable.fr